胃与肠

——大肠癌筛查的现状与未来展望

（日）《胃与肠》编委会　编著

《胃与肠》翻译委员会　译

U0198765

辽宁科学技术出版社

·沈阳·

Authorized translation from the Japanese Journal, entitled
胃と腸　第52巻　第9号
ISSN: 0536–2180
編集：「胃と腸」編集委員会
協力：早期胃癌研究会
Published by IGAKU–SHOIN LTD., Tokyo Copyright © 2017

图书在版编目（CIP）数据

胃与肠：大肠癌筛查的现状与未来展望 /（日)《胃与肠》编委会编著；《胃与肠》翻译委员会译 . —沈阳：辽宁科学技术出版社，2021.1
ISBN 978-7-5591-1357-3

Ⅰ. ①胃… Ⅱ. ①胃… ②胃… Ⅲ. ①大肠癌—诊疗　Ⅳ. ① R735.3

中国版本图书馆 CIP 数据核字（2019）第 233457 号

出版发行：辽宁科学技术出版社
　　　　　（地址：沈阳市和平区十一纬路25号　邮编：110003）
印 刷 者：辽宁新华印务有限公司
经 销 者：各地新华书店
幅面尺寸：182 mm × 257 mm
印　　张：7.75
字　　数：150 千字
出版时间：2021 年 1 月第 1 版
印刷时间：2021 年 1 月第 1 次印刷
责任编辑：唐丽萍　丁　一
封面设计：袁　舒
版式设计：袁　舒
责任校对：尹　昭　王春茹

书　　号：ISBN 978-7-5591-1357-3
定　　价：80.00元

编辑电话：024–23284363　13386835051
E-mail：1601145900@qq.com
邮购热线：024–23284502
http://www.lnkj.com.cn

目　录

病例

1 例伴有高分化管状腺癌的胃型腺瘤，即幽门腺腺瘤

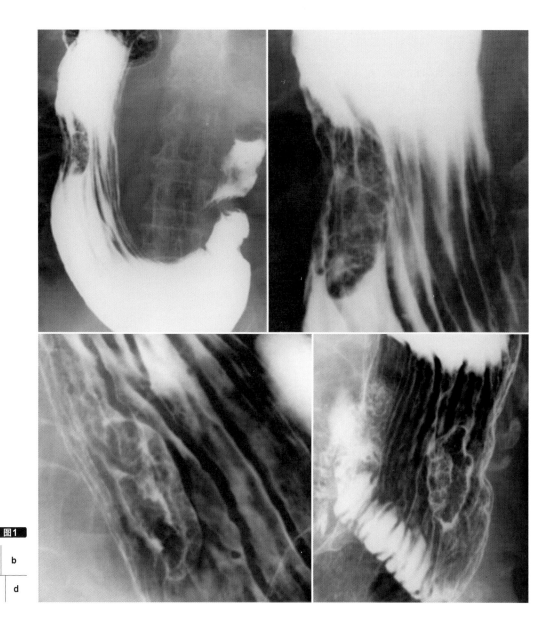

图1

a	b
c	d

饱本 哲兵[1]　　岩男 泰[2]　　下田 将之[3]　　吉田 谕史[2]　　木口 贺之[1]　　光永 丰　　藤本 爱

落合 康利　　前畑 忠辉　　后藤 修　　西泽 俊宏　　浦冈 俊夫[1, 4]　　矢作 直久[1]

[1]慶應義塾大学医学部腫瘍センター低侵襲療法研究開発部門　　[2]慶應義塾大学病院予防医療センター
[3]慶應義塾大学医学部病理学教室　　[4]国立病院機構東京医療センター消化器内科

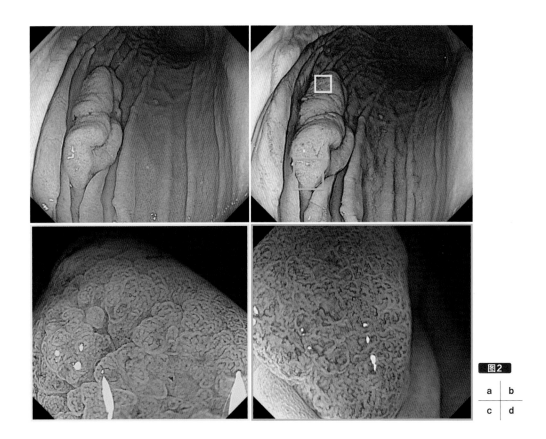

图2

a	b
c	d

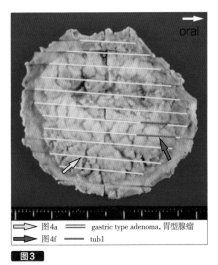

oral

⇨	图4a	═══	gastric type adenoma, 胃型腺瘤
➡	图4f	═══	tub1

图3

病例

患者

70 多岁，女性。

现病史

无不良主诉，患溃疡性结肠炎，在诱导缓

解治疗后，未用药物维持治疗，之后在附近医院进行观察。在附近医院进行的上消化道内镜检查（esophagogastroduodenoscopy，EGD）中发现胃部有隆起型病变，通过介绍来到笔者所在医院精查及治疗。

住院时的症状及检查所见

无特殊记录事项。血液生化检验、癌胚抗原（CEA、CA19-9）在正常范围内，抗 Hp-IgG 抗体阴性。

胃 X 线造影所见

俯卧位充盈像下，在胃体中部大弯发现直径 3.5cm 大小，边缘明显隆起的病变（图1a，b）。双重造影像下见界线明显，隆起表面见椭圆形和纺锤形颗粒状，并见部分斑状影，无明显皱襞集中和牵拉现象，也无固定的变形像（图1c，d）。皱襞细而明显，病变在有多个胃底腺息肉而无萎缩的胃黏膜中发现（图1d）。

EGD 所见

在无萎缩背景的胃黏膜上，于胃体中部大

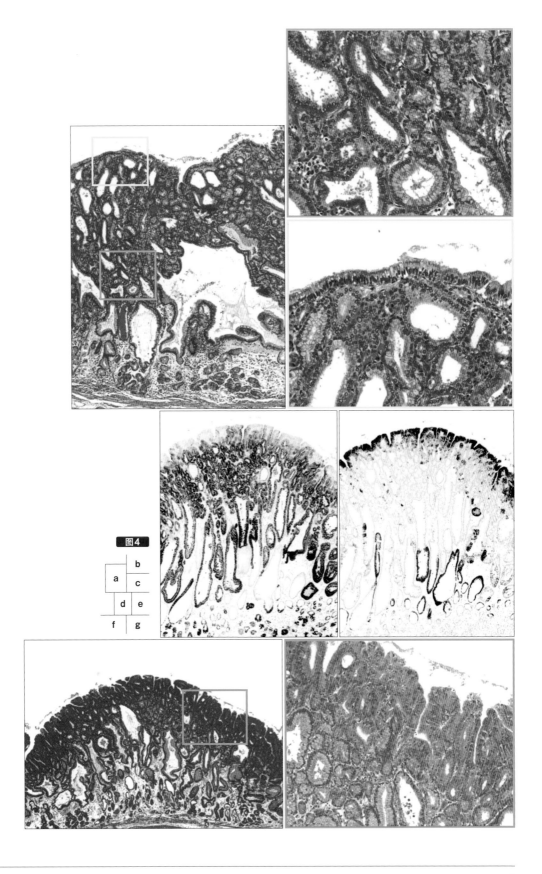

图4

	b
a	
	c
d	e
f	g

弯的胃底腺区域发现色调相同、界线清晰、呈绒毛状黏膜结构、略高的隆起型病变（**图 2a，b**）。

窄带成像内镜（narrow band imaging, NBI）放大镜下，几乎所有病变部位都呈绒毛状及颗粒状，微细血管扩张及直径不等的情况少见（**图 2c**）。另一方面，病变口侧的部分区域见密度更高的大小不同的黏膜结构，以及形状不一、直径明显不同的微细血管（**图 2d**）。病变曾经活检结果为胃型腺瘤，但病变口侧区域通过 NBI 放大观察疑似为癌。病变中未见到 SM 浸润程度的深凹陷或明显隆起。

临床经过

综上所述，诊断为胃型腺瘤伴病变口侧区域黏膜内癌，并实施内镜下黏膜剥离术（endoscopic submucosal dissection，ESD）。

切除标本肉眼所见

为中央部位相对轻度凹陷的 45mm × 40mm 大小的绒毛状隆起型病变（**图 3**）。

病理组织学所见

病理组织学检查，肿瘤的中下部可见包含轻度透明细胞的大小不同的腺管密集增生，表层部位被稍高的上皮覆盖（**图 4a~c**）。在免疫染色下，除表层以外，中下部肿瘤腺管呈现幽门腺和颈部黏液细胞性黏液 MUC6 阳性，表层部位的上皮呈现腺窝上皮性黏液 MUC5AC 阳性，与胃型腺瘤的染色像一致（**图 4d，e**）。肿瘤多半是由胃型腺瘤组成，但在病变口侧发现局部性细胞明显异型的区域（**图 4f，g**）。该类异型细胞呈

p53 阳性，同时，根据其细胞异型以及黏液特质的混乱，判断为腺窝上皮型的高分化管状腺癌（WHO 分类下，相当于 foveolartype dysplasia, high grade）。

综上所述，最终诊断为 U, Gre, 45mm × 40mm, 0-IIa+IIc, well-differentiated tubular adenocarcinoma in tubular adenoma, gastric type, pT1a, tub1, INFa, int ly0, v0, pHM0, pVM0。

总结

一般情况下，胃腺瘤较多发现肠型特质，也有少数胃型特质的胃腺瘤报告[1-3]。本病例为绒毛状表面结构结节样聚集的隆起性病变，病理组织学上见胃型腺瘤发生部分癌变。据报道，相比癌变较少的肠型腺瘤，胃型腺瘤癌变率高达 30%~40%[1-3]。本病例对腺瘤部位与癌变部位分别做了 NBI 放大观察，前者呈现较为均匀的黏膜结构和微细血管，后者呈现大小不一的黏膜结构与口径不同的微细血管，因此我们认为，在 NBI 放大内镜下可以对比观察到胃型腺瘤及其癌变的病理组织学差异，特此报道。

参考文献

[1] 九嶋亮治，向所賢一，馬場正道，他. 胃型腺腫の病理診断—特に胃型(幽門腺型)腺腫について. 胃と腸　38:1377-1387, 2003

[2] Vieth M, Kushima R, Borchard F, et al. Pyloric gland adenoma : a clinico-pathological analysis 90 cases. Virchows Arch 442:317-321, 2003

[3] 九嶋亮治，松原亜季子，吉永繁高，他. 胃型腺腫の臨床病理学的特徴. 胃と腸　49:1838-1849, 2014

大肠癌筛查的现状与未来展望

赤松 泰次[1]

关键词　大肠癌　预防性筛查　个别体检

[1] 長野県立信州医療センター内視鏡センター　〒382-0091 須坂市大字須坂1332
E-mail : akamatsu-taiji@pref-nagano-hosp.jp

前言

　　近年来，日本人的死因中恶性肿瘤占据首位，其中大肠癌与肺癌急剧增加。胃癌曾经一度占恶性肿瘤死因的首位，不过，由于胃癌重要危险因素 *Helicobacter pylori*（*H.pylori*）感染者逐年减少，并且通过以 *H. pylori* 感染为核心的胃癌预防措施以及开展预防性胃镜检查，笔者认为在不远的将来胃癌死亡率会大幅度下降。

　　另一方面，作为大肠癌的危险因素，一般包括遗传基因、脂肪摄取量增加（饮食习惯欧美化）、炎症性肠病、大肠息肉既往史、胆囊摘除等多种因素。但是对于大肠癌，除了一些特殊病例之外，没有类似于"*H. pylori* 感染引起胃癌""吸烟引起肺癌""肝炎病毒引起肝癌"等被称为"明确的致癌因子（definite carcinogen）"的明确的危险因素，所以一级预防相对困难，目前对于大肠癌的预防还是以二级预防为中心开展的。

预防性大肠癌筛查的现状与问题

1. 便潜血作为一级筛查的局限性

　　目前的预防性筛查是，先采用便潜血检查作为一级筛查，再对阳性患者实施全大肠镜检查（total colonoscopy）。目前采用的便潜血检查是针对血红蛋白的免疫便潜血反应，相比化学性便潜血反应来说具有敏感性和较高特异性，并且无须限制饮食等特点。但是按照以往的研究，免疫便潜

血反应具有阳性意义时一般病变大小都已经在2cm 以上，所以，以此提高早期大肠癌检出率是困难的。而且假阳性也比较多，即使针对便潜血反应阳性患者实施全大肠镜检查，许多情况下都是"无异常"或者仅发现非出血原因的"小息肉"而已。

　　而对预防性大肠癌筛检中所发现的大肠癌，相比通常诊断下发现的大肠癌来说，早期大肠癌的比例更高，预后也良好。而且，其中还有不少病例内镜下就能治愈。但是，预防性大肠癌筛检发现的早期大肠癌多数是腺瘤内癌，在发生机制上多属于腺瘤癌变模式（adenoma-carcinoma sequence），对于生长速度较快的"de novo 癌"发现较少。预防性大肠癌筛检中发现早期的"de novo 癌"的病例，比起出血性病变来说，更类似于全大肠镜检查中诊断为"未见异常"一样，是偶然的便潜血反应阳性的"幸运病例"而已。因此，在便潜血反应阴性患者中，存在这种病例的可能性也相当高，在预防性大肠癌筛检人群中，有人希望能发现早期癌症，也有人本身有自觉症状，通过筛检排除大肠癌。因此，需要做好思想工作，让受检人员理解，预防性筛查的目的不是发现早期大肠癌，而是"减少百姓的死亡率"，预防性大肠癌筛查的目标是"无自觉症状的相对早的进展期癌（可通过外科手术治愈的病变）"。

2. 对于超高龄者及伴有严重并发症病例的处理

　　由于便潜血检查较容易实施，所以超高龄

老人及伴有严重并发症的人员也会接受预防性筛查。但是，便潜血反应呈阳性时，全大肠镜检查在接受程度（特别是术前准备需服用大量肠道清洗液）上存在较多问题。实施精查的内镜医生往往会怀疑，进行身体负担程度较大的全大肠镜检查对于这类患者究竟是否真正有益。另外，有时患者本人不希望接受全大肠镜检查，但是经几次三番地劝导使他们接受，这违反了患者本人及家属的意愿。因此，将来有必要对预防性大肠癌筛查的受诊志愿者设置年龄上限，或者对于伴有严重并发症的预防性大肠癌筛查患者，先委托他们日常就诊的医疗机构作出评估。并且，对于此类患者应尽量避免固执的劝导。

3. 精查受诊率的低迷

以笔者任职秘书长的长野县及长野县医生协会为中心开展的预防性大肠癌筛查，每年约有10万人接受一次筛查，其中5%~6%被定为需要精查者。但是，精查受诊率却一直停留在不足70%的水平（大约日本平均水平）。特别是工作体检的精查受诊率较低，相比居民体检80%的精查受诊率，工作体检的精查受检率要低于40%，日本各地都有同样的趋势。工作体检相比居民体检来说年龄层更低，也就是"工薪阶层的体检"，也是在"性价比"方面最需要关注的检查对象。政府机构对于居民体检大本营的各街道居委会有较强的号召力，但是对于工作所属机构的各个企事业单位却没有约束力，因此大力推进预防性大肠癌筛查工作还需要劳动局等单位的配合。但是很遗憾，劳动局规定的工作体检，主要是围绕代谢综合征或者精神卫生方面展开的，癌症筛查并非必备项目，这一点也是导致工作领域的预防性大肠癌筛查成果不佳的重要因素。

个别体检的现状与问题

个别体检（个人综合体检）中的大肠癌筛查方法，在不同设施间存在较大的区别。有的机构进行 Sigmoidoscopy 及 CT colonography 检查，不过采用和预防性大肠癌筛查同样的便潜血检验的机构较多。也有少数机构采用

FDG–PET（fluorodeoxyglucose positron emission tomography）或全大肠镜检查。在2016年召开的第57届日本综合体检学会（松本市）上，召开了以"采用新方法进行大肠癌筛查的展望"为题的座谈会。笔者担任了主持人，并在会上发表了 CT colonography、大肠胶囊内镜、FDG–PET 3种筛查手段的报告。

有部分机构把 CT colonography 作为为个人体检的菜单之一，近年来随着图像诊断技术的进步，画质得到显著提高，通过图像处理可得到接近于内镜图像、灌肠 X 线影像、切除标本肉眼所见的效果。而且，注入 CO_2 还有可使患者的痛苦减少，可接受度更高的优点。但是问题是对于平坦型病变检查困难，并且需要饮食限制和服用泻药等术前准备，还存在由谁来判断上述图像（放射线专业医生还是消化专业医生）的问题，最近有人通过网络开展 CT colonography 诊断医疗服务。

由于大肠胶囊内镜可获得接近于全大肠镜检查的图像效果，因此有可能检出平坦型病变，而且患者也没有"检查的尴尬"。但是，前期准备需服用的肠道清洗液的量却是正常全大肠镜检查的两倍左右，并且存在胶囊停滞在乙状结肠而无法观察直肠，以及每天可实施的病例数有限等问题。

FDG–PET 具有良好的大肠肿瘤检出率，以及不需要前期处理，没有患者"检查的尴尬"等诸多优点。但是也有检查费用高，反复检查存在辐射，以及或多或少存在假阳性病例等问题。

普通诊疗的现状与问题

目前很多设有消化科的医疗机构，对于因下消化管道症状来院患者的大肠筛检，一般采用的是全大肠镜检查。以前也有一段时间用灌肠 X 线造影检查作为筛检方法的，但近年来随着消化内镜设备的改良以及插入技术的完善，已经普遍采用与上消化道筛查同样的内镜检查方法。但是，全大肠镜检查相比上消化管道内镜来说，插入难度较高，需要在熟练掌握插入技术的医生指

导下经过几年的培训。还好近年来能做全大肠镜检查的内镜医生数量逐年增加，检查数量也随之上升。

但同时，大肠镜检查也存在并发症的问题。根据日本消化内镜学会每5年实施的消化内镜相关并发症的全国调查数据，第5次调查[1](2003—2007年)与第6次调查[2](2008—2012年)相比，大肠镜检查（不包括治疗内镜）引发的并发症发生率分别为0.012%与0.011%，基本无太大变化。另外，随着大肠镜检查例数的增加，并发症例数分别大幅增加到313例和438例。根据第6次调查[2]中大肠镜检查导致并发症的具体内容来看，穿孔最多，占200例，其中155例经手术治疗，13例死亡。另外，据报道称肠道清洗液导致的并发症有105例（其中3例死亡）。

未来展望

如今，厚生劳动省已经把筛查受诊率目标定在了50%以上。但是，可以准确掌握体检受诊率的只有预防性大肠癌检诊中的居民体检，实际上，将单位体检和个人体检等合并到一起的"真正体检受诊率"还无法准确掌握其数据。今后，为了进一步提高体检受诊率，有必要为受检人员提供有效的举措，例如提高相关医疗保险费用的支出，改善交税待遇等。

在预防性大肠癌检查方法方面，希望能开发出比目前的免疫便潜血检查更具敏感性和特异性的筛查方法。关于大肠癌，还有诸如血清诊断法以及遗传基因诊断法等研究尚在摸索中，但还远远不能实际应用。

关于个别体检（个人健康体检），希望能开发出更简便和准确的方式。目前可行的是CT虚拟结肠镜（CT colonography），今后还有望通过减影（subtraction）技术，开发出在肠道有内容物的情况下也能实施图像诊断的划时代技术。

在普通诊疗中，为了能更安全地进行大肠镜检查，今后有必要进一步开展内镜改良并提高肠镜插入技术。另外，大肠胶囊内镜已经纳入保险，有望取代传统的大肠内镜，作为全新的大肠筛查法而普及。无论如何，希望能推出更安全、更可接受的洗肠方法，以改善目前采用的大量使用肠道清洗液洗肠的方法。

参考文献

[1]芳野純治, 五十嵐良典, 大原弘隆, 他. 消化器内視鏡関連の偶発症に関する第5回全国調査報告—2003年より2007年までの5年間. Gastroenterol Endosc 52:95-103, 2010
[2]古田隆久, 加藤元嗣, 伊藤透, 他. 消化器内視鏡関連の偶発症に関する第6回全国調査報告—2008年より2012年までの5年間. Gastroenterol Endosc 58:1466-1491, 2016

主题　大肠癌筛查的现状与未来展望

漂亮的双重造影——我的技巧全部告诉你

灌肠 X 线造影检查

藏原 晃一[1]

川崎 启祐[1, 2]

浦冈 尚平[1]

八板 弘树

平田 敬

萱嶋 善行

吉田 雄一郎

森崎 晋史

佐藤 香织

松场 瞳

小林 广幸[1, 3]

摘要●本文介绍笔者所在科室推行的常规钡剂灌肠 X 线造影检查的具体手法。医生通过床旁操作，准确实施细致入微的钡剂排出、灌肠以及注气过程，采用动态摄影方式，在少量空气下让足量的钡剂充满整个肠腔之后，用最小限度的逆流性空气量实现双重造影的摄影，从而获得整个大肠区域钡剂附着良好的双重造影效果。笔者所在科室并非将钡剂灌肠 X 线造影检查作为筛查手段，而是将其作为精查的主要选项之一，并认为传承钡剂灌肠 X 线造影摄影技术对于诊疗科来说非常重要。

关键词　灌肠 X 线造影　双重造影　fine network pattern 摄影法　大肠检查

[1]松山赤十字病院胃肠センター　〒790-8524松山市文京町1　E-mail : kkurahara@matsuyama.jrc.or.jp
[2]岩手医科大学医学部内科学讲座消化器内科消化管分野
[3]福冈山王病院消化器内科

前言

作为针对便潜血阳性人群实施的大肠癌筛查方法，大肠镜早已被广泛应用。近年来，由于大肠镜检查和治疗的普及以及医疗资源的不足，实施钡剂灌肠 X 线造影检查的机构不断减少，目前仅有部分专业机构实施，主要是以对内镜检查出来的病变进行精查和以术前检查为目的而实施的[1]。

笔者所在科室在大肠疾病诊断方面，根据病例具体情况，选择钡剂灌肠与内镜检查及 CT 相结合的方法。一般仅将内镜检查作为大肠筛查方法，在大肠镜检查之前用钡剂灌肠 X 线造影来筛查者非常少，本文就笔者所在科室医生实施的常规钡剂灌肠 X 线造影检查的基本理念与具体手法予以介绍。

常规钡剂灌肠 X 线造影检查

1. 术前准备

原则上采用低残渣食品（灌肠食）与 Brown 改良法相组合的方式。根据情况，有时会用等张溶液、柠檬酸镁溶液与消化道运动功能改善药物并用的方式。

2. 灌肠用具

灌肠造影用一次性直肠导管（三管分离且具有防反流功能直肠导管：Y 形管）与灌肠器一套（图1），灌肠器结构极为简单，管子不会在不经意间缠住患者足部，患者可自由变化体位，因此用气囊固定的导管可一直留置在直肠内持续检查，在检查过程中，也更方便实施钡剂注入 / 排出和空气注入。

3. 造影剂的浓度与剂量

将粉末制剂（EneMASTER 灌肠散）配制成 90%w/v 浓度 380mL（实际多数情况只用到其中约 300~350mL）。另外，准备 120%w/v 的高浓度钡剂约 200mL，以便随时应对术前准备不良情况，钡剂应在使用前加热到接近于体温后再注入。

4. 术前用药

检查前 5min，肌肉注射抗胆碱药丁溴东莨菪碱（解痉灵）1~2 支。在解痉灵禁忌的情况下，可用胰高血糖素。

5. 基本理念

（1）对大肠全区域实施无盲区双重造影。

灌肠造影的基本要求是对大肠全区域进行双重造影拍片。为此，把钡剂注入到达盲肠后，需要注入空气与钡剂进行置换。首先必须确保在大量钡剂流向末端回肠之前，及时完成乙状结肠的一系列双重造影拍摄。最低限度需要对大肠全区域实现双重造影，因此应在各部位对包括背卧位与腹卧位在内的 3 个方向进行拍摄 [2]。另外，当肠管重叠较多辨别困难的情况下，可追加实施其他体位的拍摄。

（2）检查者（实施医生）带上防护用具后进入透视室内，与患者近距离操作拍摄。

在检查过程中，实施医生因非常贴近患者，更便于进行细微的拍摄位置调整，和后面将谈及的动态摄影。另外，也可防止患者从拍摄台上跌落，有利于安全管理。

（3）直肠内留置导管状态下实施造影检查。

这样可以准确实施钡剂注入、排出及注气操作，并可根据情况采取细微的动态拍摄。直肠的双重造影应在拔掉导管后的最后阶段进行（表 1）。

（4）发现病变后，并用薄层法与压迫法。

在显示器上，边追踪钡剂流向边确认有无病变，当发现病变时调整患者体位使病变位于下壁方向，再逐步调整病变周围的钡剂厚度，并反

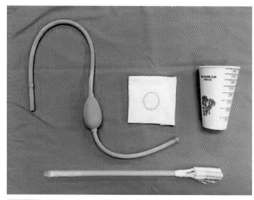

图1 直肠导管与灌肠器一套
上方 为灌肠器一套，从左开始分别为灌肠器、纱布与橡皮圈、装钡剂的杯子。
下方 为一次性直肠导管。

复采用薄层法，或追加压迫法，用双重造影拍摄正面图与侧面图 [2]。

常规灌肠X线造影拍片

表 1 中对拍片步骤进行了总结，以下阐述具体方法。

1. 左半结肠（腹卧位正面充盈像）

在水平左侧卧位进行直肠指诊后，将灌肠用直肠导管经肛门插入直肠，肛管内外的气囊同时充气，固定导管后再改为腹卧位。

从腹卧位正面开始注入钡剂。让患者反复腹式呼吸，在透视下追踪钡剂的最前端位置，当超过脾曲部位时停止注射，拍摄左半结肠腹卧位正面充盈像。此时，在透视下确认充盈像，观察有无透亮像与边缘异常。

之后，经短暂的左侧卧位后再改为背卧位，然后再从左侧卧位返回腹卧位，将摄影台抬高 10°，从导管自然排出钡剂。从排出钡剂的色调判断术前准备状态，若术前准备不佳，追加注射 120%w/v 的高浓度钡剂约 100mL。

2. 乙状结肠 / 直肠（背卧位正面 / 第 1 斜位 / 第 2 斜位，腹卧位正面）

当通过体位变换和注气将钡剂移动至降结肠深部时，将直肠下部内滞留的多余钡剂通过导管排出，从直肠抽出乙状结肠中的全部钡剂，拍

表1 灌肠 X 线造影常规拍片步骤

拍片顺序	拍片部位	拍片体位（摄影法）*	拍片数量	气囊
1	左半结肠	腹卧位正面充盈像	1 张	留置
2	乙状结肠（直肠）	背卧位正面 背卧位第 1 斜位 背卧位第 2 斜位 腹卧位正面	各 1 张（共 4 张）	留置
3	降结肠	背卧位第 2 斜位 腹卧位第 2 斜位	1 张（竖向 2 分格）	留置
4	脾曲	半立位背卧位第 2 斜位 半立位腹卧位第 2 斜位	各 1 张（共 2 张）	留置
5	横结肠	背卧位正面	1 张	留置
6	肝曲	半立位背卧位第 1 斜位 半立位腹卧位第 1 斜位	各 1 张（共 2 张）	留置
7	回盲部 （盲肠～末端回肠）	半立位背卧位压迫像 背卧位第 1 斜位 腹卧位第 1 斜位	1 张（4 分格） 1 张（4 分格）	留置
8	升结肠	背卧位第 1 斜位 腹卧位第 1 斜位 背卧位第 1 斜位	1 张（竖向 2 分格） 1 张	留置
9	直肠（乙状结肠）	左侧卧位 腹卧位正面 右侧卧位	各 1 张（共 3 张）	拔除后
合计			18 张	

*: 除充盈像、压迫像以外用双重造影像；半立位以外全部用水平位。

摄 4 个方向的双重造影。

水平放平拍摄台，反复"从腹卧位经左侧卧位到背卧位，再经左侧卧位到腹卧位"的体位转换，并从导管不断地少量追加注入空气，将钡剂推到降结肠深部，在此过程中逆向地从 4 个方向拍摄乙状结肠的双重造影（**图 2a**）。

空气注入量控制在可获得乙状结肠双重造影的最小限度量内，并控制钡剂不跑到空气前面。体位变换过程中当发现下部直肠（Rb）中有钡剂残留时，可随时调整拍摄台 10° 左右，患者腹卧位，钡剂从导管自然排出。之后再适当追加注气，当直肠与乙状结肠所有钡剂全部清空时，拍摄 4 个方向的乙状结肠双重造影。

这时应注意避免钡剂流入到末端回肠内，边确认钡剂的最前端位置边改变体位，尽量保证钡剂流动的最前端停留在横结肠内。盲肠内有钡剂流入时，只要确保空气没到达盲肠，便可控制钡剂流入末端回肠在最小限度内。如何最大程度在整个乙状结肠的双重造影 4 个方位拍摄过程中确保钡剂不流入末端回肠尤为重要。

3. 降结肠（背卧位第 2 斜位 / 腹卧位第 2 斜位）

患者在水平状态下转变为背卧位第 2 斜位，选择竖向 2 分格模式拍摄。并且再经右侧卧位使钡剂移动至横结肠，变成腹卧位第 2 斜位后拍摄。

4. 脾曲部位（半立位背卧位第 2 斜位，半立位腹卧位第 2 斜位）

以半立位背卧位与腹卧位方式，拍摄降结

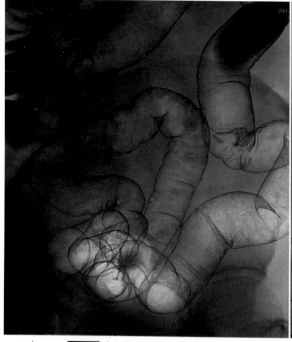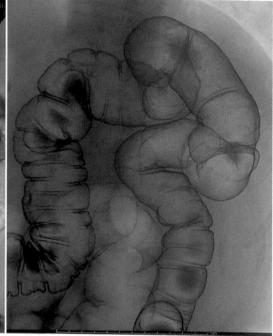

图2 常规灌肠 X 线造影，双重造影像

a | b

a 乙状结肠背卧位第 1 斜位双重造影像。乙状结肠交界部显示出缺血性肠炎痊愈后的纵向溃疡瘢痕。

b 脾曲部位，半立位背卧位第 2 斜位双重造影像。

肠–脾曲–远端横结肠的双重造影片。

在拍完降结肠的腹卧位第 2 斜位后，直接处于半立位，以脾曲为中心，拍摄半立位腹卧位第 2 斜位。此时，如果拍摄台角度过大，远侧的降结肠容易堆积，因此半立位建议调整为 30° 左右，并追加注入空气，边保持降结肠的双重造影边拍摄。之后再经过右侧卧位，以半立位背卧位第 2 斜位方式拍摄脾曲为中心的双重造影片（**图2b**）。

脾曲部位附近的肠道形态因人而异，肠管过长的病例也不少，如果遇到脾曲弯曲过大而造成钡剂通行阻滞时，保持半立位状态向任意方向转动后，可获得较好的双重造影效果。在此基础上，拍摄脾曲附近的全区域双重造影片。肠道重叠较大时以重叠较少的体位追加拍摄 1 张。

5. 横结肠（背卧位正面）

以横结肠中段为中心，拍摄近端横结肠–远端横结肠的双重造影片。

在拍摄半立位背卧位第 2 斜位时，大多数的钡剂都会停留在横结肠中段，因此以半立位状态下从第 2 斜位调至右侧卧位，在保持右侧卧位的状态下放平拍摄台。通过体位调整，可将钡剂大部分移动至近端横结肠深部。之后，从水平右侧卧位开始缓慢调整至背卧位正面，以横结肠中段为中心拍摄双重造影片。此时如果遇到钡剂从近端横结肠返回至远端而无法获得横结肠中段造影像时，可略微反向倾斜（10°~20°），或者稍调至第 1 斜位即可重新拍片。

6. 肝曲部位（半立位背卧位第 1 斜位，半立位腹卧位第 1 斜位）

以半立位背卧位与腹卧位，拍摄近端横结肠–肝曲–升结肠远端的双重造影像。

拍完横结肠中段为中心的双重造影像后，稍微调至第 1 斜位，将近端横结肠内的钡剂移动至肝曲部位。保持该状态从右侧卧位调至腹卧位，略调高拍摄台至半立位（约 30°）。边将肝曲–升结肠的钡剂从升结肠移动至盲肠，边以肝曲为中心拍摄半立位腹卧位第 1 斜位双重造影

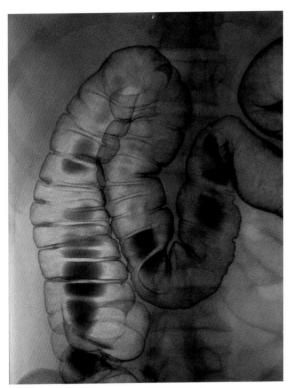

图3 升结肠，背卧位第1斜位双重造影像

片。之后，再从右侧卧位调至背卧位，拍摄半立位背卧位第1斜位图。

7. 回盲部（半立位背卧位压迫像，背卧位第1斜位双重造影像/腹卧位第1斜位双重造影像）

拍完以肝曲为中心的半立位（约30°）双重造影片后，保持背卧位姿势将拍摄台调至45°~60°，使盲肠内充满钡剂。在回盲部充满钡剂的状态下，选择4分格模式拍摄4张回盲部的压迫像。分别对回盲瓣、盲肠整体、盲肠底部的阑尾开口部位附近与末端回肠进行压迫拍摄。特别是确认回盲瓣是否有异常所见尤为重要。之后，让患者在背卧位第1斜位姿势深呼吸，并放平拍摄台。确认回盲部附近的钡剂移动至上行结肠。如果该部位的钡剂无法流动，略微反向倾斜将钡剂移动至上行结肠内。在此基础上选择4分格模式，拍摄盲肠与末端回肠的背卧位双重造影像。并且从左侧卧位调至腹卧位，拍摄盲肠与末端回肠的腹卧位双重造影像。

8. 升结肠（背卧位第1斜位/腹卧位第1斜位、背卧位第1斜位）

水平位及稍微逆向斜位拍摄完盲肠的双重造影4分格后，微调成第1斜位后让患者深呼吸，将升结肠内的钡剂移动至肝曲部位。并从左侧卧位调至腹卧位，将钡剂移动至近侧横结肠后，选择2分格模式拍摄腹卧位第1斜位。之后选择全景模式将近端横结肠的钡剂移动至远端位后，拍摄右半结肠整体（盲肠－升结肠－肝曲－近端横结肠）的双重造影像（背卧位第1斜位）（**图3**）。

9. 直肠/乙状结肠（左侧卧位、腹卧位正面、右侧卧位）

调至左侧卧位，确认直肠的钡剂附着情况。如果良好就排空气囊，拔出导管。附着不良的话追加注射100mL钡剂，将拍摄台调至10°的状态，旋转方向确认钡剂附着情况。排出钡剂重新注入空气，在直肠膨胀的情况下拔去导管。

拍摄左侧卧位（**图4a**），调至腹卧位拍摄腹卧位正面（**图4b**），之后再拍摄右侧卧位（**图4c**）。

讨论

灌肠X线造影的基本要求是实现大肠全区域无盲点的双重造影拍摄，其发现病变的准确性取决于是否可拍摄到钡剂附着状态良好的双重造影像。如上所述，笔者所在科室通过医生实施的近距离操作，将钡剂的准确注射、排出和调整空气注射的动态化拍摄常规化，并力求不断提高诊断能力。

一般灌肠X线造影是采用经肛门注射300~350mL的钡剂，并要求钡剂能确切到达盲肠，该项操作如同滚动球让其到达终点的游戏一样。在这个过程中让钡剂能覆盖黏膜表面，之后再通过送气来得到双重造影像。此时需要注意的就是不能让空气走在钡剂前面。

如果让空气在前面造成管腔内膨胀后再移动钡剂，就无法很好地让钡剂覆盖整个黏膜表面，也无法获得良好的双重造影像[3]。因此特别需要注意避免盲目送气，让空气比钡剂先到达大肠深部。

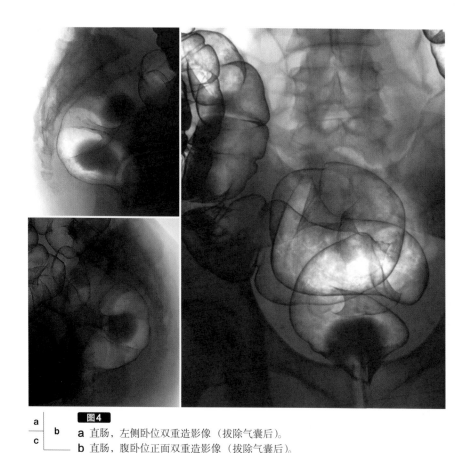

图4

a 直肠，左侧卧位双重造影像（拔除气囊后）。
b 直肠，腹卧位正面双重造影像（拔除气囊后）。
c 直肠，右侧卧位双重造影像（拔除气囊后）。

　　为此，在笔者所在科室的常规检查中，将钡剂移动到大肠深部的操作主要是通过体位转换以及调整拍摄台来实施的。并且，送气仅控制在逆向可拍摄双重造影像的最小限度量，将腔内足够量钡剂通过送气推入大肠深部的同时，逆行性拍摄双重造影像。尽量做到将充满管腔的足够量钡剂在有少空气量的状态下移动后，以最小限度的空气量逆行性拍摄双重造影像，描绘出良好的网格式影像（fine network pattern）[4]。

　　另一方面，在常规检查中也需要考虑到双重造影的不足与受限。双重造影需要有注气为前提，对于轻微的黏膜水肿像等情况注气后就无法清晰辨别。另外也存在不少无法清晰辨别接近于黏膜水平线的平坦病变的问题。为此，笔者所在科室采用的常规拍摄，如前文所述，在双重造影拍摄之前都要求先拍摄左半结肠的充盈像（1.腹卧位正面充盈像）。充盈像的拍摄对管外性病变造成的压迫以及浸润或瘘孔形成等的诊断具有积极意义（图5）。另外，盲肠的管腔较大而且结构也很复杂，因此双重造影下发现病变有一定局限性，回盲部位常规采取的是在水平位下双重造影的基础上，加拍半立位压迫像（7.半立位背卧位压迫像）[2]。综上所述，笔者所在科室的常规拍摄并非全部是双重造影像，而是将双重造影像与左半结肠充盈像和回盲部压迫像相结合，以此步骤作为常规拍摄方法来实施规范化检查。

　　目前，笔者所在科室的大肠癌筛查检查主要采取内镜检查，而灌肠X线造影检查主要是针对内镜检查等发现病变的病例进行精密检查以及为术前准备而实施的[5]。

　　在内镜检查之前，先实施灌肠X线造影检查的病例少之又少，但另一方面，在合并肠管狭

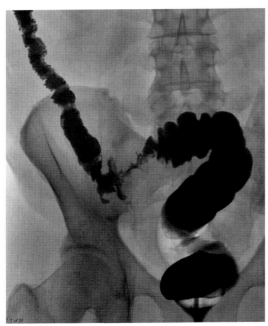

图5 常规灌肠造影像。左半结肠腹卧位正面充盈像显示出乙状结肠憩室炎影像，可见合并乙状结肠膀胱瘘。

窄病例、管腔外浸润／炎症波及病例，以及瘘孔形成等病例中，为了掌握整体情况和定性诊断，依然会结合灌肠 X 线造影 [2, 6, 7]。也就是说，笔者所在科室认为，灌肠 X 线造影不能仅作为筛查检查来实施，而应该作为各种大肠疾病的精密检查、术前检查的主要可选项目之一，由诊疗科医生继承该拍摄技术，这一点非常重要。

　　另外，灌肠 X 线造影的成功与否和精度，取决于术前准备、患者的运动能力、检验者（实施医生）的技术熟练度这三大因素。因患者全身状态及身体情况而无法接受术前准备或难以调整体位者，不适合采用灌肠 X 线造影方式。特别是高龄者等无法调整体位的患者，可考虑选择CT 结肠镜等其他检查方式。

结语

　　本文主要针对常规化灌肠 X 线造影检查的具体手法进行了概括。笔者所在科室是由实施医生通过近距离操作，力争将正确的钡剂注入、排出以及调整空气注入等动态的常规灌肠 X 线造影操作标准化，为持续提高诊断能力而努力。

目前笔者所在科室并非将灌肠 X 线造影检查作为筛查手段，而是根据需要，主要用于精密检查和术前检查，实际上，实施医生会根据病变的性质，将上述常规化拍摄方法进行部分调整后，作为精密检查来实施的 [2, 5]。作为诊疗科来说，让其所属医生继承灌肠 X 线造影的技术也很重要。

参考文献

[1] 入口陽介, 小田丈二, 水谷勝, 他. 大腸スクリーニング検査における注腸検査の役割. 消内視鏡　27:617-623, 2015
[2] 小林広幸, 渕上忠彦. 早期大腸癌のスクリーニング—2)注腸X線. 胃と腸　45:735-744, 2010
[3] 山邉裕一郎, 小林望, 栗原義弘, 他. 注腸検査. 臨画像　24:293-306, 2008
[4] 吉川保雄, 織田貫爾, 勝田康夫, 他. 大腸のX線診断—fine network pattern：基礎的なこと. 臨放　21:277-284, 1976
[5] 川崎啓祐, 蔵原晃一, 大城由美, 他. 早期大腸癌の深達度診断—X線造影検査の有用性. 胃と腸　50:653-662, 2015
[6] 斉藤裕輔, 富永素矢, 佐々木貴弘, 他. 狭窄を来す大腸疾患—X線診断を中心に. 胃と腸　50:1231-1246, 2015
[7] 清水誠治, 横溝千尋, 富岡秀夫, 他. 狭窄を来す大腸疾患—診断のプロセスを含めた総合画像診断の立場から：上皮性腫瘍, 非上皮性腫瘍, 炎症性疾患, それぞれに適した検査法の組み合わせ. 胃と腸　50:1255-1266, 2015

Summary

Double-contrast Barium-enema

Koichi Kurahara[1, 2], Keisuke Kawasaki[1, 2], Shohei Uraoka[1], Hiroki Yaita, Takashi Hirata, Yoshiyuki Kayashima, Yuichiro Yoshida, Shinji Morisaki, Kaori Sato, Hitomi Matsuba, Hiroyuki Kobayashi[1, 3]

Here I present an outline of specific techniques used for performing routine barium enema examinations at our hospital. Through proximity operation, a physician performs detailed barium excretion and injection and provides appropriate air supply to obtain dynamic images. After moving sufficient quantity of barium filled in the lumen under a small amount of air, retrograde double-contrast imaging is performed with a minimum amount of air. In this manner, double-contrast imaging with good barium adhesion across the entire colon is achieved. At our department, barium enema examinations, not screening tests, are considered as the main option for detailed examinations, and we believe that it is important to share the specific techniques that we use for performing barium enema examinations.

[1] Division of Gastroenterology, Matsuyama Red-cross Hospital, Matsuyama, Japan
[2] Division of Gastroenterology, Department of Internal Medicine, Iwate Medical University, Morioka, Japan
[3] Institute of Gastroenterology, Fukuoka Sanno Hospital, Fukuoka, Japan

主题　大肠癌筛查的现状与未来展望

漂亮的双重造影——我的技巧全部告诉你

如何完成漂亮的灌肠 X 线造影检查

入口 阳介[1]

小田 丈二

水谷 胜

高柳 聪

富野 泰弘

山里 哲郎

岸 大辅

大村 秀俊

清水 孝悦

桥本 真纪子

中河原 浩史[2]

中河原 亚希子[1]

並木 伸[3]

长滨 正亚[4]

山村 彰彦[5]

细井 董三[1]

摘要●本文阐述了在灌肠 X 线造影检查中获得漂亮图像的基本理念以及拍摄技术。灌肠 X 线造影的技术要点包括：①术前准备残渣量少是必备条件，由于术前准备不同（等张法、高张法），除了清肠效果以外，肠黏膜状态（湿润、干燥等）也会不同；②选择钡剂时充分考虑其附着性能很重要；③拍摄技术方面，尽量让钡剂抱成团状动态移动，为了能冲掉肠管黏液和残渣，需反复 2~3 次后才能均匀附着；④从正位、侧位、斜位像，以及调整病变周围钡剂的储留量等方面进行多角度立体化成像；⑤在乙状结肠应尽量减少空气量，而在升结肠则尽量增加空气量，必要时可采用压迫枕；⑥如有 C 形臂拍摄装置，沿皱襞切线方向拍摄图像更清楚。如上所述，不只是钡剂附着均匀这么简单，能准确显示出病变的形态学特征这一点也非常重要。

关键词　灌肠 X 线造影　成像能力　术前准备

[1]東京都がん検診センター消化器内科　〒183-0042東京都府中市武蔵台2丁目9-2
　E-mail：yousuke_iriguchi@tokyo-hmt.jp
[2]日本大学病院消化器病センター
[3]都立多摩総合医療センター消化器内科
[4]昭和大学藤が丘病院消化器内科
[5]東京都がん検診センター検査科

前言

消化道 X 线造影检查是采用钡剂和空气，由拍摄人员完成图像显示的一项检查，这也是 X 线造影检查的精华所在。在灌肠 X 线造影检查中，首先要选择残渣量及蠕动较少的术前准备方法和符合肠黏膜情况的钡剂。选择合适的用具也是获得漂亮的 X 线图像的必要条件之一。另外，还应该根据肠道走向和皱襞等情况，不断调整透视台和体位，掌握自由移动钡剂的控制技术，方可显示出附着均匀的图像效果。勾画出的病变图像如果足够漂亮，除了可以诊断存在病变外，还会让人对定性诊断抱有更多的兴趣，可以在想象病理组织图像的同时拍摄出富含更多信息量的漂亮图像。本文将围绕术前准备方法与钡剂的选择，以及钡剂在聚集状态下移动的操作经验，就表浅凹陷型病变的黏膜像诊断，以及憩室炎症病例的边缘形态诊断来进行阐述。

术前准备方法与钡剂的选择

当然应尽量考虑残渣及黏液量较少的术前准备方法，但是如果只为了提高清肠效果而一味增加灌肠液，拍摄时清肠液会残留在肠道内稀释钡剂，并会造成附着不良。另外，频繁使用泻药，

表1 灌肠术前准备方法

	Brown 改良法	PEG+ 莫沙必利法
检查前2天	控制海藻类、菌菇类、魔芋、脂肪偏多的饮食	
	服用泻药	
检查前1天	检查专用食、粥、吐司面包、乌冬面、荞麦面、素面	（检查专用食）
	服用泻药	
	服用柠檬酸镁 P（等张液）900mL	
检查当日	泻药（栓剂）	5h 前：PEG 2 袋 / 开始服用 + 莫沙必利 4 片
		3h 前：服用完毕时莫沙必利 4 片

PEG：聚乙二醇

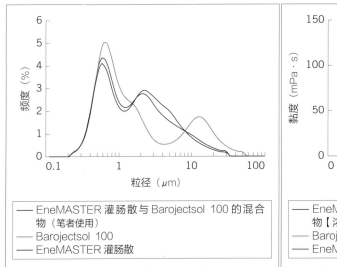

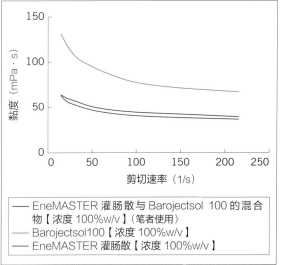

a | b

图1 混合钡剂的性质分析
a 灌肠用钡剂的颗粒粒度分布对比。
b 流动性对比。

也会让肠蠕动无法控制，无法拍摄到肠道伸展的图像，从而导致漏检。在灌肠 X 线造影检查中如何选择合适的术前准备方法与钡剂将成为重要的课题。

术前准备方法如**表1**所示，笔者所在的机构以往使用 Brown 改良法[1]，现在使用灌肠效果更好的 PEG（polyethyleneglycol，聚乙二醇）+ 莫沙必利法[2]。PEG+ 莫沙必利法可以得到更好的灌肠效果，但肠黏膜为湿润状态，因此应使用 107% 的混合钡剂（EneMASTER 灌肠散：Barojectsol=4∶1）。选择钡剂时采用单一产品者比较多，而笔者等根

据所得到的图像，分析钡剂的颗粒粒度分布和流动性后，采用了将性质完全不同的钡剂相混合的方式（**图1**）。

经过 Brown 改良法术前准备的病例（**图2**），是用钡剂清洗肠道黏液的同时使其附着于肠道的。容易造成钡剂与残渣及黏液互相混合，因此导致附着不均匀，从而难以读片。另外，过度使用泻药也会造成肠蠕动过强。

而通过 PEG+ 莫沙必利法术前准备的病例（**图3**），清肠效果较好，肠蠕动得到很好的控制，使得肠道伸展良好，便于钡剂的顺畅移动，

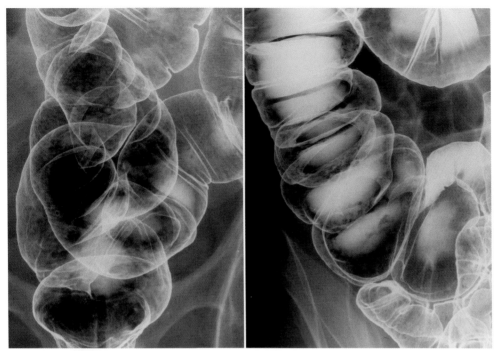

図2 Brown 改良法。混合了残渣及黏液的钡剂，附着不均匀，皱襞较深，难以看清

a | b

也可以缩短拍摄时间。

钡剂的移动方法

灌肠 X 线造影检查中，如果能掌握自由移动钡剂的方法，就可以拍出漂亮的图像。基本手法就是根据肠道的走向，调整透视台以及体位，注意在皱襞深的部位尽量让钡剂集中在一起移动，从而拍摄出钡剂附着均匀的图像[3、4]。

移动钡剂的技术可概括为以下部分：①直肠至乙状结肠；②乙状结肠至左半结肠；③降结肠至升结肠，升结肠至降结肠。

1. 直肠至乙状结肠

①采取腹卧位注入 300mL 左右钡剂；②在注入空气之前先重复 2~3 次腹卧位至左侧卧位至背卧位，和背卧位至左侧卧位至腹卧位的循环，最后保持背卧位；③钡剂分别存于直肠与 SDJ（sigmoid-descending colon junction，降乙状结肠移行部）–降结肠内（注气前移动钡剂，让乙状结肠处于容易附着钡剂的状态，并且在空气量较少的状态下透视观察是否存在病变）；④注气至直肠下段膨

胀的程度，然后略微调整至头低位，将钡剂移动至直肠上方（图 4a），从左侧卧位调整至腹卧位后，将直肠内的钡剂移动至乙状结肠。

2. 乙状结肠至左半结肠

⑤（根据肠道的走向调整透视台和体位）为了确保乙状结肠的钡剂能顺利移动至降结肠内，保持腹卧位的状态稍微调高透视台，如果感觉钡剂有可能回流，则边注气边调高透视台；⑥在左侧卧位下，边调低透视台边转为背卧位；⑦确保钡剂能停留在降结肠至横结肠的状态（图 4b）。

3. 降结肠至升结肠、升结肠至降结肠

⑧从轻微头低位的背卧位调至右侧卧位，并立起透视台，再从右侧卧位调至腹卧位，将钡剂从右半横结肠移动至升结肠内；⑨边保持腹卧位略微调直透视台，边从右侧卧位转为背卧位，将钡剂移动至升结肠；⑩为了将钡剂从升结肠移动至盲肠内，保持背卧位的体位调直透视台（图 4c）；⑪升结肠到降结肠的移动为：保持背卧位，略微放倒透视台，将钡剂移动至肝曲附近后，再调至左侧卧位使钡剂移动至横结肠内。

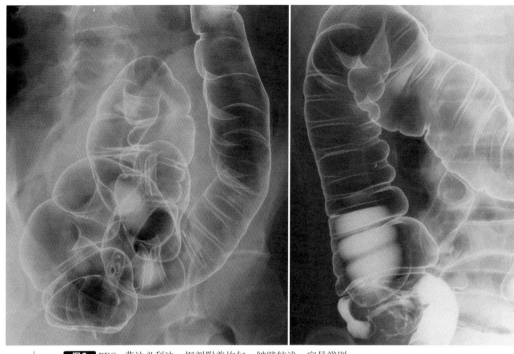

图3 PEG+ 莫沙必利法。钡剂附着均匀，皱襞较浅，容易辨别

a | b

再边调至腹卧位边略微调直透视台，然后边调至左侧卧位边放倒透视台（**图4d**）。

病例介绍

[**病例1**] 伴有星状钡剂影像的表浅凹陷型肿瘤，大小 3mm

灌肠 X 线造影像下显示为透亮像（**图5a**，箭头），为确认是否有再现性，再次注入钡剂后，仍然看到点状钡斑（**图5b**，箭头）。进一步详细透视后，钡剂斑形态呈星状（**图5c**，箭头）。普通内镜所见（**图5d**）为略微轻度发红的病变，靛胭脂染色下（**图5e**）可见凹陷。参照喷雾管前端直径，大小为 3mm（**图5f**）。靛胭脂染色放大下观察（**图5g**）见星状凹陷。结晶紫染色下在凹陷部内发现 Ⅲ 型 pit pattern（**图5h**）。病理组织像结论为 3mm 的腺瘤（**图5i**）。

表浅型腺瘤（3~9mm）的钡斑影像的形态与浸润深度的关系（表2）

由于表浅凹陷型腺瘤在直径 5mm 左右便可以引起深部浸润，所以与深部浸润倾向小的表浅隆起型病变不同，需要留意。表浅凹陷型的腺瘤在灌肠 X 线造影检查中勾勒出透亮像，所以表面如果存在钡剂斑状影时，则发生表浅凹陷型腺瘤的可能性较大，需要及时内镜检查。或者如果能准确显示出钡剂影像形态的话，也可参照**表2**，推测出其浸润深度[5]。

[**病例2**] 憩室炎

因饮食生活的变化引起乙状结肠内多发憩室的病例逐渐增加，临床上表现为憩室炎与憩室出血。内镜检查及大肠 CT 检查中，虽然无法诊断憩室的形态，但是在灌肠 X 线造影检查中，可以描绘出憩室的形态，也可以诊断憩室炎的状态。

憩室有炎症时的灌肠 X 线造影像所见为，憩室因周边炎症水肿而呈现手指状（**图6a**，箭头）。此时内镜下可见憩室周围黏膜发红（**图6c**）。憩室炎改善后灌肠 X 线造影像时可见炎症改善，憩室形态变为椭圆形（**图6b**，箭头）。内镜下

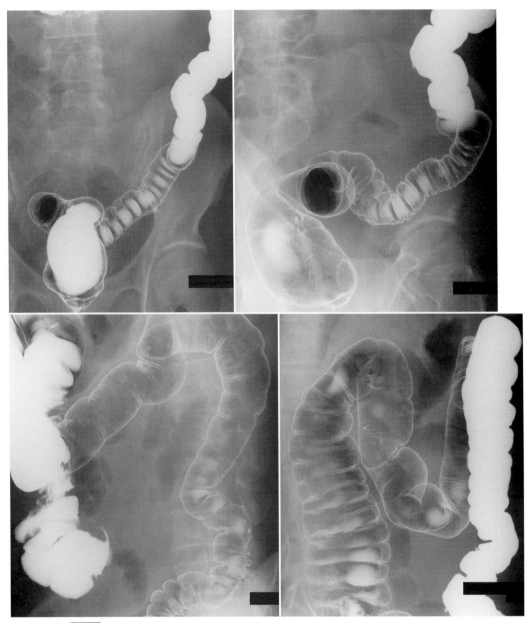

a	b
c	d

图4 钡剂移动方法

a 腹卧位至左侧卧位到背卧位，背卧位到左侧卧位到腹卧位，2～3个循环后再于背卧位下以头低位注气，将钡剂移动至直肠上部。

b 背卧位至左侧卧位，再边调回至背卧位边稍微头部低位移动至降结肠。

c 边以稍微头低位的背卧位调至右侧卧位边调直透视台，再从右侧卧位调至腹卧位，将钡剂从右半横结肠移动至升结肠。

d 保持背卧位放倒透视台，钡剂移动至肝曲附近后，保持左侧卧位将钡剂移动至横结肠内。再边调至腹卧位边调直透视台，然后再边回到左侧卧位边放倒透视台。

（图6d）憩室周围炎症明显改善 [6、7]。

讨论

　　随着内镜检查的进步与普及，以及大肠 CT 检查的普及化，灌肠 X 线造影检查如同"濒危物种"一样被边缘化。灌肠 X 线造影检查的影像精度很大程度上取决于术前准备效果，我们期待术前准备能在获得稳定的肠道清洗效果的同

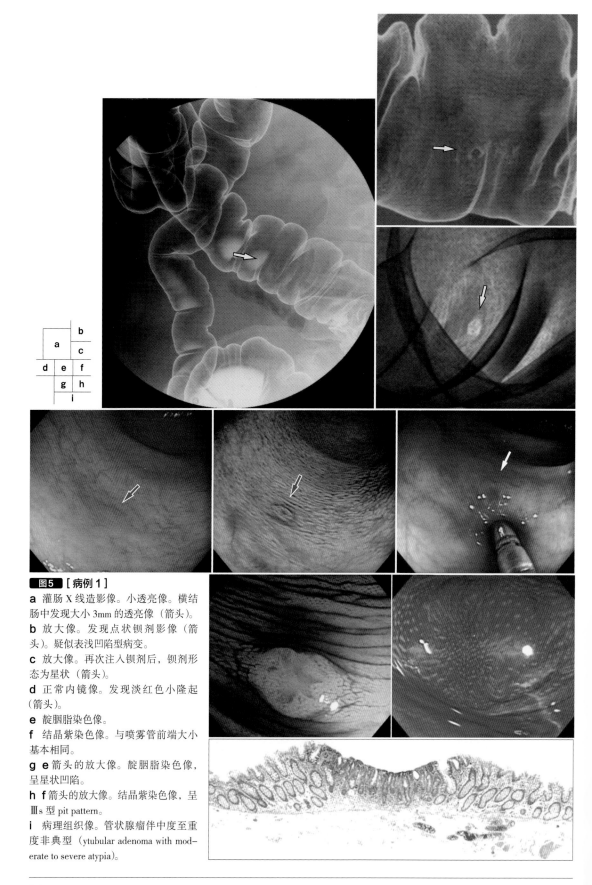

图5 ［病例1］

a 灌肠 X 线造影像。小透亮像。横结肠中发现大小 3mm 的透亮像（箭头）。

b 放大像。发现点状钡剂影像（箭头）。疑似表浅凹陷型病变。

c 放大像。再次注入钡剂后，钡剂形态为星状（箭头）。

d 正常内镜像。发现淡红色小隆起（箭头）。

e 靛胭脂染色像。

f 结晶紫染色像。与喷雾管前端大小基本相同。

g e 箭头的放大像。靛胭脂染色像，呈星状凹陷。

h f 箭头的放大像。结晶紫染色像，呈Ⅲs 型 pit pattern。

i 病理组织像。管状腺瘤伴中度至重度非典型（ytubular adenoma with moderate to severe atypia）。

表2 167 例表面型肿瘤（3～9mm）的钡斑形态与浸润深度

钡斑形态		深度		
		M	SM1	SM2, 3
树枝状	🌲	55	0	0
星星状	⭐	36	2	0
面状	⬤	31	16	27
合计		122	18	27

时，又能有效抑制肠蠕动，这是术前准备最主要的课题。杉野一行等[2]报道，通过术前准备方法的改良（PEG+莫沙必利法）以及选择与其相符的钡剂，获得了稳定的影像效果。之后本中心也正式引进PEG+莫沙必利法，获得了较好的影像效果。正如（**病例1，图5**）所示，3mm的表浅型凹陷病变的凹陷的形态得到了准确显示，根据表浅型凹陷肿瘤的钡剂影像与浸润深度之间的关系，即使是微小的病变也可实现准确的诊断和处理。并且，借助配备C形臂的平板探测器（Flat panel detector，FPD）透视装置，可以从皱襞走行

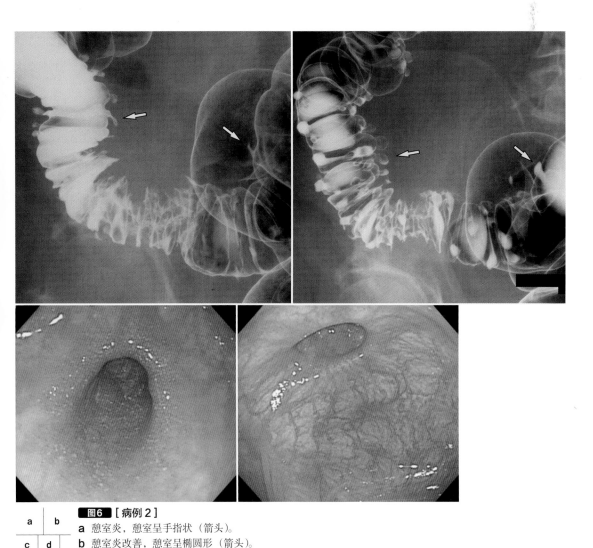

图6 [病例2]

a	b
c	d

a 憩室炎，憩室呈手指状（箭头）。
b 憩室炎改善，憩室呈椭圆形（箭头）。
c 憩室炎，可见伴有小糜烂的发红黏膜。
d 憩室炎改善，可见血管透见良好的黏膜。

容易观察的角度，实现对容易成为透视盲区的部位及肠管重叠部位的拍片。

[**病例2**]为憩室炎的病例，憩室炎在内镜检查时可从憩室周围的黏膜状态诊断是否有炎症，而实际上很少会观察到憩室内的黏膜。但是，灌肠X线造影检查时可从憩室的形态学特征上获知是否存在憩室炎，从而采取口服药物等适当的治疗。

目前，灌肠X线造影检查的大环境已经得到较大改善，影像显示效果得到进一步提升，但是因其复杂的体位调整以及注气带来的腹部胀痛、辐射等身体负担原因而一直被嫌弃，不仅是医生，就连技师都不愿意学习此类拍摄技巧了。但是，如果能学习到灌肠X线造影检查的拍摄方法，不仅可扩大影像诊断的范围，还可从多个角度诊断病变[8]。因此，我们认为，今后，哪怕是仅能保持目前能做灌肠X线造影检查的机构，也有必要把这项工作传承下去。

结语

消化道灌肠X线造影检查因其需要学习拍摄技术而一直不被重视，但拍摄人员却能确切从中体会到影像拍摄的乐趣和拍到漂亮影像时的成就感，对于病变也会越来越感兴趣。而且，遇到类似病变的时候，也可一边考虑着病理组织学特点一边拍摄，进一步提高拍摄技术。因此，消化道灌肠X线造影检查不仅仅是对病变存在的诊断手法，更是通过准确显示出病变的形态，进而为正确的定性和定量诊断提供帮助的影像检查手段。

参考文献
[1] Brown GR. A new approach to colon preparation for barium enema. Med Bull(Ann Arbour) 27:225–230, 1961
[2] 杉野吉則, 日比紀文, 光島徹, 他. AS-4370(モサプリドクエン酸塩水和物)を併用したMGV-5(ニフレック)による注腸X線造影検査前処置法の検討―ブラウン変法との比較試験(第Ⅲ相臨床試験). 日腸検会誌 25:99–114, 2008
[3] 松川正明, 山崎武志, 千葉俊哉, 他. 大腸癌の診断に注腸X線検査は必要か―原則必要とする立場から:注腸X線検査の精度について(大腸内視鏡検査と比較して). 胃と腸 33:705–711, 1998
[4] 宮崎信隆. 注腸X線検査, 撮影法の標準化への取り組み―全例同じ方法で撮影することを目指して. 日大腸検会誌 33:101–106, 2017
[5] 入口陽介, 小田丈二, 水谷勝, 他. 注腸X線造影検査の今後の役割. 日大腸検会誌 33:18–24, 2017
[6] 今枝博之, 杉野吉則, 岩男泰, 他. 当院における大腸憩室症の特徴と合併症. 消化器科 41:226–231, 2005
[7] 藤田昌久, 松本潤, 高西喜重郎. 左側型大腸憩室症の臨床的検討. 臨外 60:1163–1168, 2005
[8] 佐原力三郎, 野津聡(監), 奥田圭二, 腰塚慎二(編). 注腸X線検査―基本手技編, 増補版. ベクトル・コア, 2014

Summary

My Concepts and Techniques for Clear Images of a Barium Enema Examination

Yousuke Iriguchi[1], Johji Oda,
Masaru Mizutani, Satoshi Takayanagi,
Yasuhiro Tomino, Tetsurou Yamazato,
Daisuke Kishi, Hidetoshi Ohmura,
Takayoshi Shimizu, Makiko Hashimoto,
Hiroshi Nakagawara[2], Akiko Nakagawara[1],
Shin Namiki[3], Masatsugu Nagahama[4],
Akihiko Yamamura[5], Tozo Hosoi[1]

Herein I report the basic concepts and techniques of imaging to ensure that clear images are obtained from a barium enema examination. The concepts and techniques are as follows: (1) Although bowel preparation is required to ensure minimum residue, differences in preparation techniques (such as isotonic and hypertonic methods) affect not only the effectiveness of colonic irrigation but also the status of intestinal mucosa (such as wet and dry). (2) Therefore, to conduct the examination, it is essential to select barium based on its adhesiveness. (3) The imaging technique should allow dynamic movement with barium having passed two to three times as concentrated as possible to ensure that the intestinal mucosa and residue are flushed out and that the barium has been evenly coated. (4) The amount of barium surrounding the lesion should be adjusted before each image, and a variety of images that provide a three-dimensional view in front, lateral, and oblique angles should be obtained. (5) It should be ensured that less amount of air is present in the sigmoid colon and extra amount of air is present in the ascending colon. When necessary, a pressure cushion should be used. (6) If the imaging device has a C-arm, the folds should be tangentially imaged to allow easier interpretation of the images. In conclusion, it is important to ensure that barium evenly coats the lesion and the morphological features of the lesion are accurately imaged.

[1] Department of Gastroenterology, Tokyo Metropolitan Cancer Detection Center, Tokyo
[2] Department of Digestive Disease Center, Nihon University Hospital, Tokyo
[3] Department of Gastroenterology, Tokyo Metropolitan Tama Medical Center, Tokyo
[4] Department of Gastroenterology, Showa University Fujigaoka Hospital, Yokohama, Japan
[5] Department of Pathology, Tokyo Metropolitan Cancer Detection Center, Tokyo

主题 大肠癌筛查的现状与未来展望

从插入到观察——我的技巧全部告诉你

大肠癌筛查中的内镜插入与观察技巧

山野 泰穂[1]

松下 弘雄[2]

吉川 健二郎

高木 亮

原田 英嗣

田中 义人

吉田 优子

津田 一范

加藤 文一朗

田村 惠理

摘要●大肠癌近年来有逐渐增加的趋势，为了降低其发病率，有必要积极进行检查干预，因此大肠镜检查有着非常重要的意义。但是检查过程中的插入技术以及诊断能力因人而异也是目前面临的一大问题。为此，笔者认为，对于插入方法，关键是需要懂得冷静的判断，以及从理论上理解各种对应措施。另外，在诊断方面，特别是定性诊断上，如何提高视觉辨识能力这一点很关键。笔者通过采用 NT tube（non-traumatic tube）使病变的检出率提高 3 倍以上，微小病变以外的病变检出率也得到了有效的提高。不论对于什么问题都应该认真对待，提高意识。

关键词 大肠镜插入法 内镜诊断 诊断能力 non-traumatic tube

[1]札幌医科大学医学部消化器内科学講座・同 附属病院消化器内視鏡センター
〒060-8543札幌市中央区南1条西16丁目
[2]秋田赤十字病院消化器病センター

前言

大肠癌近年来有逐渐增加的趋势，在癌症死亡人数预测方面仅次于肺癌排在第二位（年度 51 600 人），癌症患病人数预测居于第一位（年度 147 200 人）[1]。预防措施对控制癌症死亡人数很重要，肺癌方面主要有禁烟运动以及清除和禁止使用石棉，而胃癌方面则分别有针对 *Helicobacter pylori* 的除菌疗法、肝癌方面有抗病毒治疗等，其效果正在得到验证。但是，对大肠癌来说，以前认为日本饮食生活的逐渐欧美化是主要因素，但并未证实其真实性，除此以外也没有其他明确的原因。所以，目前想要采取有效的预防措施还很困难。因此，早期发现和早期治疗就非常关键，而内镜检查起到的作用非常重要。

另一方面，在大肠镜检查中，存在与医生个人技能密切相关的内镜插入和内镜诊断水平两大问题。本文将针对这两点，阐述笔者的个人见解。

大肠镜插入相关的技巧

1. 基本姿势

关于大肠镜插入法，长久以来都存在各种不同的论点[2-4]。笔者个人认为，从至少掌握一种核心插入方法的角度入手，最终由操作医生本人从各种方法中选择掌握一项适合自己并加以调整而形成的一套独有的方式。另外，关于大肠镜的插入，应该考虑到从物理学角度讲，还有很多无法插入的病例，能够冷静地判断情况并且保持克制的心态非常重要。

2. 体位变换与手法压迫

肠道本身会受到内容物和空气等重力的影

响，因此在插入时需要适当变换体位。以保持轴线缩短法为基本操作方法，笔者在乙状结肠插入过程中，在必须通过推镜（push）打开肠腔的情况下，以及原本应该向右展开的部位却反向展开的情况下，进行体位变化。此时，为防止内镜的力量向右侧传导，大多情况下会同时压迫右下腹部（Lanz 点附近）。在肠管展开后调整旋钮方向插入，但会采用进 2 步退 1 步的精细的勾拉法（pull）操作缩短肠管，从而获得更多的推进力。

此外，也要考虑到患者个人差异下的肠管形状不同，不局限于理论，采取灵活的体位调整方式。

3. 利用呼吸造成的肠管移位

在脾曲和肝曲，一直采用推进式插镜会加大肠管弯曲。当然，随后可以通过缩短肠管的插镜技巧使弯曲部位角度钝化，但是此时如果让患者深呼吸可以使横膈下降，导致屈曲部位的顶点下移，从而使内镜前端的传导方向变成推进力，更便于插入。这种效果在使用具备智能弯曲功能的内镜时尤为明显。

4. 其他

采用 CO_2 送气除了能有效减少患者痛苦外，还有助于减少插镜时送气量，不失为一种良策[5]。

另外，更换内镜也是一个好办法。最近，在内镜画质高清化的同时，智能弯曲功能以及强力传导功能也逐渐成为标配，包括放大内镜的插入性能也得到了很大的提高。笔者主要使用的是奥林巴斯公司产的 CF-HQ290Z，其次选择的是 PCF-H290Z，如上述两种都无法插入的情况下，可采用非放大型的 PCF-PQ260 作为备选。

观察的技巧

1. 观察本身的意义

大肠镜检查最为重要的就是"发现病变或发现疑似病变"。由于大肠存在很多皱襞和弯曲，存在观察盲区。因此，病变检出率比预测得要低。基于此因，最近出现了 180° 以上超大广角内镜、大画面显示器和可以同时观察 3 个画面屏幕的机种。但是，笔者认为，使用这样的设备也不可能实现 100% 的检出率。

人们在观察某个物品时，会用之前经历过并存储在大脑里的数据库进行分析，判断其重要程度，方可得到清晰的认识。就是说，操作医生本身需要提前掌握对于病变的视觉认识以及重要性等相关信息，否则即便视野中有病变也永远认不出来。这在日常生活中也是一样的，比如在等红绿灯时，马路对面如果有自己的家人或恋人，就算周围有几十人也会一眼认出他们来，而且除了家人和恋人以外对其他人一无所知，也不会记在脑海里。

另外，据报道，人类的视野角度大致为水平 200°、垂直 125° 左右。而人类可以注视的有效视野角度只有水平 30°、垂直 20° 的范围，对除此以外区域的视觉辨认力都是极端低下的[6-8]。并且，在不集中注意力漠然扫视的情况下，也很难做有效的视觉辨认的。比如说正在观察胶囊内镜图像的时候，突然一阵困意袭来，这种情况相信笔者以外的很多人也都经历过。

综上所述，"当有什么东西出现在显示器画面中时，并不保证医生能第一时间察觉出来"。在大屏幕上更容易注意力分散，这对观察来说并不一定有利。

2. 观察的技巧——采用 NT tube 的观察法

那么，要怎样才能做到在观察时遗漏很少呢？笔者所在的秋田红十字病院消化病中心采用的方法，是使用 NT tube（non-traumatic tube）。

NT tube 是由 FUJI 等[9]设计的一种配件，是前端安装有 2.8mm 直径球型金属头并可以注水的清洗管（奥林巴斯公司产）。有效长度 2300mm，适用内镜钳道直径 3.2mm（**图 1a**）[10]。这种管的优点是，前端有个球形金属头（**图 1b**），接触到组织的时候不会损伤黏膜和病变，尺寸标记有利于内镜和被测对象保持最适距离。另外，从操作部给水或者推入色素后，液体可以从管的前端直线式散布，主要用于像结晶紫染色等需要最小量散布的情况。

设计的初衷是为了避免皱襞等结构妨碍观

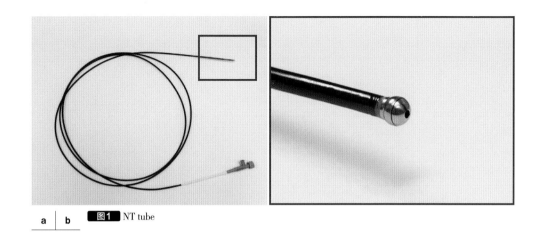

<table>
<tr><td>a</td><td>b</td><td>图1</td><td colspan="2">NT tube</td></tr>
</table>

表1 比较使用 NT tube 与否不同肿瘤直径的病变检出数

NT tube	病例数	0~5mm	5.1~10.0mm	10.1~15.0mm	15.1~20.0mm	合计
未使用（2000 年）	6463	3659	842	222	107	4830
检出率（%）		0.566	0.130	0.034	0.0166	0.747
使用（2013 年）	4931	10 010	2056	387	133	12586
检出率（%）		2.030	0.417	0.078	0.0270	2.552
比例（使用∶未使用）		3.59	3.20	2.28	1.63	3.42

察，以便看清皱襞里侧的病变，提高检出率。笔者个人认为，正是这个前端金属头能让人视线集中，从而在操作时可以避免对黏膜造成损伤，集中注意力，最终提高病变检出率。

3. NT tube 的效果

使用 NT tube 的观察方法和通常的观察方法比较具有更好的效果，这一点从感觉上比较好理解，但从理论上证明这一点还比较困难。

对此，以往在其他杂志曾报道过[10]，比较秋田红十字病院消化病中心在未使用 NT tube 的时期（2000 年）与常规使用 NT tube 时期（2013 年）的病变检查率，就"NT tube 改善检查效果"做了初步的探讨。其局限性在于两个时间段的操作医生不同，患者也不同，并且是单个机构的数据，仅是对发现病变和诊断病变充满热情的年轻医生所进行的检查结果。

结果如**表1**[10]所示，不使用 NT tube 时的每

次检查发现病变数量为 0.747 个，而使用 NT tube 时每次检查的发现数为 2.552 个，提高到 3.42 倍。使用 NT tube 的观察方法可发现更多数量的病变。

另外，从肿瘤直径来看，不仅是微小型病变，所有直径肿瘤的检查率都有所提高。显示出使用 NT tube 观察方法的优势。

基于这一结果，我们目前对所有的病例都常规采用 NT tube 来进行观察（**图2**）。

结语

本文以大肠筛查为主题，对插入及观察技巧阐述了个人见解。面临原因不明且正在逐渐增多的大肠癌，大肠镜已经成为空前重要的检查手段，所以我们必须坚持对患者安全性能更高且负担（疼痛）更少的，以及精度更高的检查。为此，操作医生自身的意识很重要。"有志者，事

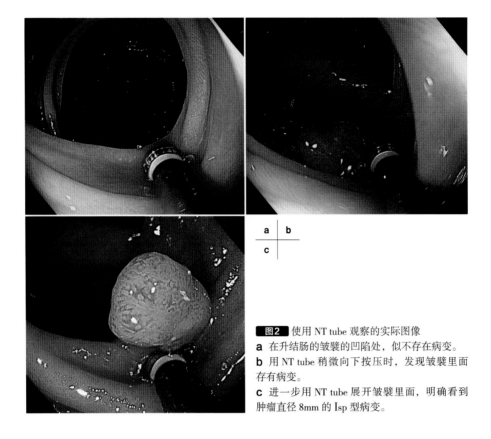

a	b
c	

图2 使用 NT tube 观察的实际图像
a 在升结肠的皱襞的凹陷处，似不存在病变。
b 用 NT tube 稍微向下按压时，发现皱襞里面存有病变。
c 进一步用 NT tube 展开皱襞里面，明确看到肿瘤直径 8mm 的 Isp 型病变。

竟成（Where there's will, there's a way）"是美国第16代总统里根的名言。最后，我想说，"有志者，方能完成精准的内镜检查"。

参考文献

[1] がん情報サービス. 2016年のがん統計予測. http://ganjoho. jp/reg_atat/statistics/stat/short_pred.html（2017年7月13日現在）
[2] Shinya H. Colonoscopy, Diagnosis and Treatment of Colonic Disease. Igaku-Shoin, Tokyo, 1982
[3] 田島強. 大腸内視鏡検査の歴史と最近の進歩. Ther Res 12: 275-282, 1991
[4] 工藤進英. 大腸内視鏡挿入法―ビギナーからベテランまで. 医学書院, 1997
[5] Yamano H, Yoshikawa K, Kimura T, et al. Carbon dioxide insufflation for colonoscopy: evaluation of gas volume, abdominal pain, examination time and transcutaneous partial CO_2 pressure. J Gastroenterol 45:1235-1240, 2010
[6] 芝浦工業大学視覚情報研究室. 有効視野. http://www.sic. shibaura-it.ac.jp/~irikura/knowledge_terminology_view.html（2017年7月19日現在）
[7] 増田千尋. 3次元ディスプレイ. 産業図書, 1990
[8] 画像電子学会3次元画像調査専門委員会3次元画像用語事典編集委員会（編）. 3次元画像用語事典. 新技術コミュニケーションズ, 2000
[9] Fujii T, Hasegawa RT, Saitoh Y, et al. Chromoscopy During Colonoscopy. Endoscopy 33:1036-1041, 2001
[10] 山野泰穂, 松下弘雄, 吉川健二郎, 他. 微小腫瘍発見の工夫―Non traumatic tubeを用いた大腸内視鏡観察法. Intestine 18:293-300, 2014

Summary

Endoscopic Techniques for Colorectal Cancer Screening

Hiro-o Yamano[1], Hiro-o Matsushita[2],
Kenjiro Yoshikawa, Ryo Takaki,
Eiji Harada, Yoshihito Tanaka,
Yuko Yoshida, Kazunori Tsuda,
Bunichiro Kato, Eri Tamura

The number of patients with colorectal cancer has increased in recent years. Because active screening and intervention are required to control this disease, colorectal endoscopy now plays a major role in screening. However, differences among indiciduals regarding endoscope insertion and diagnostic skills can be an issue. In our opinion, it is essential to make objective decisions about insertion methods while having a good theoretical understanding of how to deal with any issuw. Furthermore, regarding diagnostic performance, especially identifying the presence of cancer, it is crucial to improve the visual recognition capabilities. In this paper, we explained that the use of a non-traumatic tube improved the lesion identification rate (including lesions other than minute lesions) by 300%. It is significant for endoscopists to have a high level of awareness when carrying out such procedures.

[1] Department of Gastroenterology and Hepatology, Sapporo Medical University School of Medicine, Sapporo, Japan
[2] Department of Digestive Disease Center, Akita Red Cross Hospital, Akita, Japan

主题 大肠癌筛查的现状与未来展望

从插入到观察——我的技巧全部告诉你

插入方法与发现病变的技巧和陷阱

田中 信治[1]

冈 志郎[2]

林 奈那[1]

二宫 悠树[2]

田丸 弓弦[2]

住元 旭[1]

平野 大树[2]

山下 贤[1]

保田 和毅[1]

松本 健太[2]

田中 秀典[1]

茶山 一彰[2]

摘要●单人大肠镜插入法操作时只用左手调整镜子旋钮,右手负责进退和旋转镜身。单人操作的基本原则是"保持内镜轴线短缩操作",通常是为了保持内镜的自由感而反复进行短缩操作。尽可能少送气、多吸气,使弯曲部位角度开大。当镜子打弯时,控制住旋钮角度解襻,并利用内镜的反弹力使其自然地向深部滑入,这种手感非常关键,比起推进式插镜而言,经常保持内镜直线化并维持自由感进行操作更显重要。而在检出病变方面,应放弃侧重于找息肉的想法,要有像发现胃 0-Ⅱc 型早癌那样的意识,这很重要。关于浅表型病变的诊断,重要的是边改变空气注入量边注意:①淡红色调;②血管透见像消失;③黏膜表面光泽异常;④皱襞粗大与不规则;⑤细网格征消失等特征。另外,如果太过于关注小型 0-Ⅱc 型病变的话,也很容易漏诊侧向发育型肿瘤(laterally spreading turnor, LST)。

关键词 大肠镜 插入法 大肠肿瘤 检出病变

[1]広島大学大学院医歯薬保健学研究科内視鏡医学　〒734-8551広島市南区霞1丁目2-3　E-mail:colon@hiroshima-u.ac.jp
[2]同　消化器・代謝内科学

单人操作下的大肠镜插入法（VTR）[1, 2]

单人操作时,只用左手调整镜子旋钮,右手负责进退和旋转镜身。也有带着弯曲插镜的方法,但是单人操作的基本原则是"保持内镜轴线短缩操作"。保持轴线短缩操作是指将内镜的轴与大肠的轴保持一致,以最短距离插入深处的手法。具体来说,就是时常保持内镜的自由感而反复进行短缩操作。尽量避免送气,要靠吸引来增大屈曲部位的角度。不是让内镜顶向弯曲和皱襞滑入,而是尽量吸气,将皱襞划拨开后往深部插入。当镜子打弯时,控制住旋钮角度解襻,并利用内镜的反弹力使其自然地向深部滑入,这种手感非常关键,比起推进式插镜而言,经常保持内镜直线化并维持自由感进行操作更显重要。在形成襻之前,有效利用手法压迫或体位调整非常重要。为能顺利进行勾拉法(hooking the fold technique)或右旋短缩法(right turn shortening technique)(**图1**),应尽量吸引肠管的气体,让肠腔塌陷很关键。

由于粘连等原因而使内镜在物理学角度难以插入时,换成细径内镜或者双气囊内镜大多数便能插入了。无论如何,当插入内镜感觉到强烈抵抗感时,绝对不能再继续进镜。

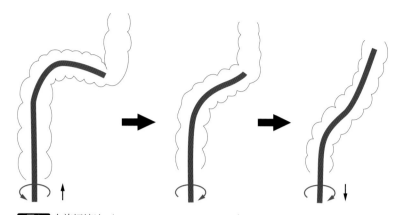

图1 右旋短缩法（right turn shortening technique）

想让肠镜从头到尾呈直线插入非常困难。当内镜稍微打弯时，可以施加手法，将内镜右旋并使其直线化。应注意经常保持内镜直线化和自由感，这比一直向前插镜更重要。记住"越急越容易失误"的道理。

1. 通过直肠的方法

在内镜插入直肠之前，必须先进行直肠指诊，在直肠进镜和观察，采用左侧卧位。从解剖学角度来说，该体位最容易在直肠内聚集气体。内镜从直肠下部（Rb）走向直肠上部（Ra）时以左旋方式插入。此时，应尽量控制送气，先以左旋方式通过 Ra，抵达直肠乙状部位（Rs）后再向右转回。绝不是一味地推进内镜，而是以拨开皱襞的方式前进，这个步骤也要注意以最短距离进行操作，这一点很重要。在直肠段内，如果送气量过多，或者推进式插镜，乙状结肠会被撑开，很难再进行乙状结肠的短缩操作（**图2**）。

2. 乙状结肠的通过方法

通过 Rs，抵达乙状结肠后，从左侧卧位调至仰卧位更容易向深部插入。当然也可以保持左侧卧位。通过 Rs 进入乙状结肠后，采用勾拉法（hooking the fold technique）和右旋短缩法（right turn shortening technique）相结合的方式，尽量以最短距离达到降乙状结肠移行部位（sigmoid descending colon junction，SDJ）。

保持轴线不变，尽量以右旋短缩法通过降乙状结肠移行部，此法是提高插入手法的基础。在乙状结肠时，要特别注意控制送气，尽量保持肠管塌陷，这一点很重要。如果乙状结肠快要结襻了，不能犹豫立即用手压迫脐周，防止内镜打弯。用手压迫的方法不可以在内镜已经结襻的情况下使用，而应该在还没有结襻但快要结襻的时候使用。如果自然形成了一个 α 襻，假如患者并未感到痛苦（用手压迫等方式尽量减小襻），也可以一直插入到降结肠后再调整内镜直线化。此时，可通过左手对旋钮的操作和右手的旋镜协调操作，控制内镜前端，并在保持内镜不退出的情况下调整为直线。

3. 通过降乙状结肠移行部（SDJ）之后

通过降乙状结肠移行部之后，必须保证内镜直线化，并重新确认自由感。很多初学者会在内镜还未完全直线化的情况下，强行插入横结肠，这样很容易造成插入困难。如果在保持轴线不变却无法直线通过降乙状结肠移行部时，应让内镜根据肠道走势，略微施加推力来通过降乙状结肠移行部（sliding method，滑行方法）。

通过降乙状结肠移行部后立即将内镜直线化。但是如果滑镜给患者带来痛苦，并且感觉到内镜有抵抗感时则不应该再进镜。

当通过降乙状结肠移行部后，虽然能大致保持直线化，但推进时内镜有时也会出现弯曲。此时如果继续推进式插入，乙状结肠就会打弯结襻，所以必须采取相应的规避措施。

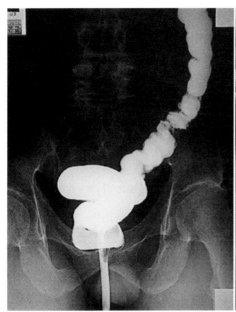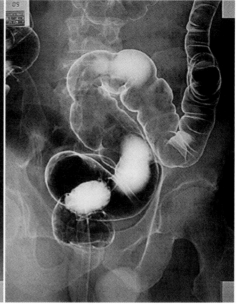

图2 保持轴线短缩操作的成功要点

a | b

尽可能少量送气，使肠腔塌陷（**a** 的状态），保持角度钝化的状态下短缩肠管是最大要点。送气太多会造成肠道伸长（**b** 的状态），从而使弯曲部位变硬，难以进行短缩操作。要知道内镜前端的工作管道口在几时位，并注意经常吸气保持肠腔塌陷状态。特别是通过乙状结肠时，这一点非常关键。

措施 1：尽量脱气，不推送内镜，通过右旋镜身强化镜轴传导力，采用轻轻地右旋短缩法（right turn shortening technique）来使内镜前进。从左侧卧位调至仰卧位也有一定效果。

措施 2：当采用措施 1 效果不好时，可以用手法压迫防止乙状结肠出弯。此时不是用手掌，而是用手指（以点非面的方式）从脐下朝椎体方向压迫。

措施 3：如果措施 2 还是不理想时，可让患者变成右侧卧位，采取上述措施。借助体位变化，乙状结肠内的空气发生移动，不容易产生弯曲。

4. 通过横结肠的方法

通过横结肠时，首先要尽量吸引左侧横结肠的空气，使弯曲部位短缩，角度开大，以最短距离通过横结肠的中部。在通过横结肠中部时，通常 180° 向左旋转，打着 UP 旋钮通过。当通过横结肠中部后，通过脱气和回拉镜身，以 UP 角度抬高内镜前端（即所谓的 paradoxical movement法）一直到肝曲部位，并且进一步利用吸引空气和患者的深呼吸，边向右旋转边进镜至升结肠。

此时，通过吸引空气采用 paradoxical movement 法使内镜自然前进，这一点很关键，在采用 paradoxical movement 手法之前，如果用右手强行拉镜，会给患者带来痛苦。

当乙状结肠并未结襻，而在左侧横结肠内镜无法再往前推进时，对策如下。

措施 1：如果是因为患者横结肠较长并下垂带来痛苦的，可尽量抽吸空气，努力短缩肠管后，从脐部开始向耻骨上方用手压迫，将大肠的下垂控制在最小限度内。此时，应与之前一样，不用手掌而用手指（用点而并非面的方式）从脐下向椎体方向压迫。

措施 2：在插入内镜后乙状结肠总是结襻的情况下，可尝试从脐部往耻骨上方用手压迫。如果还是不行，就与刚才一样，暂时采取右侧卧位。在这种体位下，乙状结肠容易发生弯曲部位的空气就会移动，加上在横结肠产生重力的关系，大多数情况下都能容易通过横结肠中部。

5. 通过肝曲的方法

直到肝曲部位一直保持旋钮 UP 状态，内镜前段上抬，并且进一步利用吸引空气和患者的深呼吸，边朝右旋转边向升结肠插入。此时，因内镜接近肝曲。

· 可从肝曲部位的立体解剖结肠袋（haustra）及无名沟等走行结构，准确判定内镜前进的方向。

· 可准确让内镜前端进入升结肠，自由操纵内镜。

如果肝曲有足够的空间，可在此一边持续脱气一边向右旋转插入升结肠。如果遇到升结肠难以进入时可采取以下对策：

措施1：首先让患者深吸气，使肝曲与横膈一同下垂，借此插入升结肠。

措施2：采用手法压迫，压住内镜前端靠近肝曲的点（这是最有效果的压迫点，一般情况下多是脐部稍偏右侧，不过有时会有个体差异），防止横结肠下垂的同时，推进式插入升结肠。

措施3：如果还不能奏效，或者肝曲没有足够空间，可采取左侧卧位，将横结肠的空气集中在肝曲再采用吸气方法，内镜就多半容易插入升结肠。

措施4：有时，右侧卧位也会有效。大概是因为大肠内的空气移动后，原本内镜容易产生弯曲的地方反而不易打弯了的缘故。

6. 提高内镜操做能力的训练

实施以上插入方法，必须具备流畅且准确的单人内镜操作技术，这些也可以在上消化道内镜检查（esophagogastroduodenoscopy，EGD）中获得经验。基本上，除胃贲门部位的反转观察以外，原则上都不用右手控制旋钮，在这种状态下进行定向活检的练习对于初学者来说很有帮助（**图3**）。

大肠病变检诊的技巧与陷阱

隆起型病变（息肉）的发现相对比较简单，但平坦型或凹陷型的浅表型病变诊断难度比较大[3, 4]。应放弃侧重找到息肉的想法，具有像发现胃 0-IIc 型早癌那样的意识很重要[2]。另外，如果太过于关注小型 0-IIc 型病变的话，

也很容易漏诊侧向发育型肿瘤（laterally spreading tumor，LST）。初学者对浅表型病变的经验还较少，因此为弥补这个缺点，通过内镜图谱等多看一些实际病例，充分理解病变的特征会很有帮助。

1. 内镜观察时的注意点[2]

大肠镜如果采用保持轴线短缩方法操作的话，在插入时可以观察到直肠到乙状结肠的大部分区域。另外，当内镜到达盲肠后，不应在确认回盲瓣后立即退镜，而是必须养成确认完盲肠底部和阑尾开口部位并拍片的习惯（**图4**）。

退镜观察时，应注意不要在空气量多且肠道过度伸展的状态下观察，应注意调整空气，在适当的空气量下观察，在弯曲部位注意通过内镜的进退和体位变换来避免产生死角很重要。在空气量偏少的情况下观察，回盲瓣更柔软，方便扫描式观察皱襞背面等部位，同时可以减少盲区，提高内镜操控性。皱襞背面及直肠下部等盲区部位，应根据情况采用反转内镜等操作来观察（**图5**）。如果在盲区部位疑似存在病变并难以观察时，可通过变换体位或调整空气量，旋转内镜使病变对准6点钟方向（工作管道位置），用活检钳等按压近处的皱襞会比较有效。

另外，良好的术前准备是进行高精度内镜观察的前提。实际上，在气泡、粪水、黏液等混合存在的情况下，诊断微小表浅病变是非常困难的。

2. 诊断浅表型病变的要点

诊断浅表型病变需要边注意调节空气量，边注意：①淡红色；②血管透见像消失；③黏膜表面光泽异常；④皱襞变粗和不规则；⑤细网格结构消失等因素。这些现象往往不会单独出现，而是联合出现的情况较多（**图6～图8**）[2, 5, 6]。

当出现上述情况时，首先应冲洗病变。清除病变表面黏液后可更清晰看到与周围黏膜的高低差和色调区别。在黏液附着的情况下无法进行图像强调观察。而且，在黏液黏附的状态下喷洒色素反而会使病变部位更难以辨别，妨碍诊断。

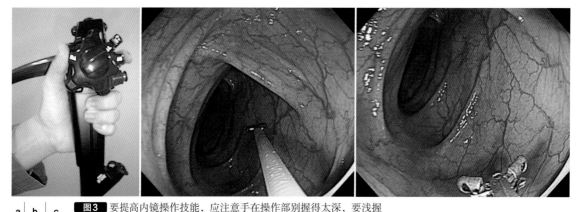

a | b | c

图3 要提高内镜操作技能，应注意手在操作部别握得太深，要浅握

浅握时手指更容易接触到旋钮 **(a)**。右手绝对不要去控制旋钮。胃的内镜检查也同样，避免右手接触，并尽量多训练能准确实施切线方向及皱襞背面的定向性活检。活检时，要注意不要像 **(b)** 那样直接将钳子伸向病变处，而应像 **(c)** 那样，将钳子前端放在画面近处，将内镜向病变处推进。在空气少时训练对管腔走向的判定能力也很重要。这需要操笔者充分理解大肠立体解剖，清楚目前所在的位置。通过皱襞无名沟和系带的走势推测出管腔的方向。

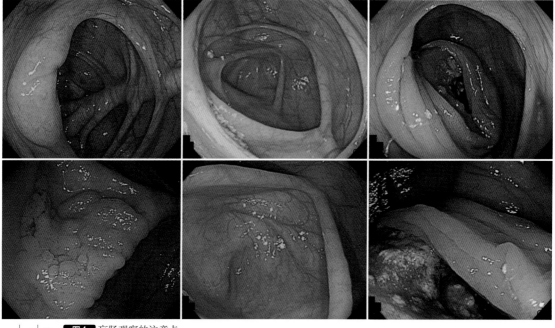

a | c1 | d1
b | c2 | d2

图4 盲肠观察的注意点

大肠镜到达盲肠后，阑尾开口部位和回盲瓣必须拍片。回盲瓣的背面是观测的盲区。**(a)** 为盲肠中间部位，仔细贴近阑尾开口后可看到有 LST-G。**(c1，c2)** 为每年都接受大肠镜检的 60 岁年龄段女性患者的某年度的回盲部图像。刚好中间有一年体检空档期，隔了 2 年后来检查大肠镜，发现 2 年前未见异常的部位存在小的 2 型进展期癌 **(d1，d2)**。推测为 II c 病变发展成的较小的进展期大肠癌。

清洁病变部位的要点是：①为防止肠道蠕动，尽量使用温水；②为防止产生泡沫，在温水中适当加入消泡剂；③对于难以清除的黏液使用蛋白分解酶制剂链霉蛋白酶[4]。笔者所在科室的方法是，在 20mL 注射器内装入清洗液，从内镜工作管道直接以不同的水压注入清洗。另外，对于容易出血的病变，应将其浸在清洗液中，采用 20mL 注射器低水压冲洗。

在正常观察以及图像强调观察的基础上，进行靛胭脂染色观察。确认凹陷及类凹陷部位。肉

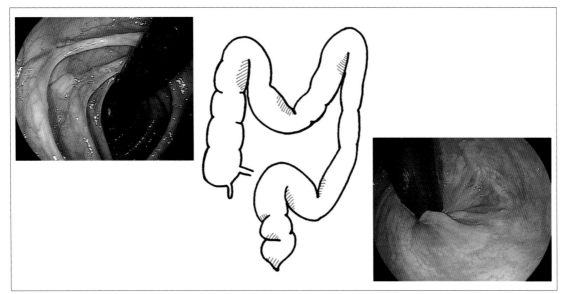

图5 内镜观察时容易成为盲区的部位
容易成为盲区与死角的位置包括：①弯曲部位；②皱襞背面；③直肠下段。应根据情况，适当采用调整体位和反转观察。另外在空气量较少的情况下观察，有利于保持回盲瓣柔软，方便扫描式观察皱襞背面。既能提高内镜操作性，也能提高平坦型病变的识别度。

眼诊断时，靛胭脂染色观察必不可少（**图9**）[5, 6]。

3. 通过图像强调观察来发现病变

作为图像强调观察的一种方法——通过 NBI（narrow band imaging）来进行大肠肿瘤筛查，虽然其有效程度较高，但也存在部分否定性的 Meta 分析报告[7-9]，认为 NBI 相比白光观察方式，对发现病变并无特殊功效。但是，该类分析中所使用的论文数据，都是取自上世纪的系统（EVIS LUCERA）的画质和光源并不充分的时代。最新的 EVIS LUCERA ELITE 系统无论是亮度还是画质都更为出色，通过该系统研究的报告来看，NBI 相比白光观察法更具有病变鉴别优势（**图10**、**图11**）[10, 11]。另外，据报道，富士胶片的 BLI（blue light imaging）也比白光观察的病变鉴别性能更优越[12, 13]。因此，经过内镜系统改良后，图像强调观察法（NBVBLI）在大肠内镜检查中重新被肯定，并正在得到验证。

结语

大肠镜观察时，应摒弃只知道找息肉的想法，应特别注意浅表型病变、LST 等。另外，

大肠镜插入手法直接关系到内镜操作性能的优劣，掌握对纵横交错的皱襞和弯曲较多的大肠黏膜观察方法，避免出现盲区很关键。另外，提高内镜操控性，也有利于提高包括放大观察的精细诊断、肿瘤切除、止血、打夹等所有内镜手法。应侧重于训练保持轴线短缩法，以减少患者痛苦，并在短时间内完成整个大肠镜检查。

参考文献
[1] 五十嵐正広, 田中信治(編). ワンポイントアドバイス—大腸内視鏡検査法. 日本メディカルセンター, 2004
[2] 田中信治(監). 永田信二, 岡志郎(編). 見逃しのない大腸内視鏡の挿入・観察法. 日本メディカルセンター, 2012
[3] 津田純郎, 帆足俊男, 八尾建史, 他. 表面陥凹型大腸腫瘍性病変を見つけるための内視鏡検査. 早期大腸癌 1:41-48, 1997
[4] 山野泰穂, 工藤進英. IIc病変を見つけるための大腸内視鏡検査. 早期大腸癌 1:49-58, 1997
[5] 岡志郎, 田中信治, 河村徹, 他.「大腸病変」色素内視鏡による鑑別診断. 消内視鏡 18:1885-1890, 2006
[6] 岡志郎, 田中信治, 茶山一彰.「大腸」基本的事項〈2〉コントラスト法と染色法. 田尻久雄, 田中信治(編). 消化管拡大内視鏡診断の実際—観察のコツと診断のポイント. 金原出版, pp 131-138, 2004
[7] Dinesen L, Chua TJ, Kaffes AJ. Meta-analysis of narrow-band imaging versus conventional colonoscopy for adenoma detec-

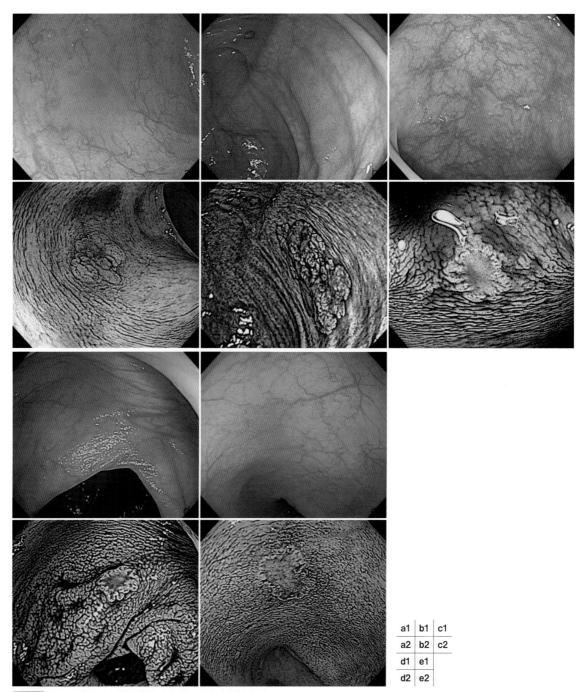

a1	b1	c1
a2	b2	c2
d1	e1	
d2	e2	

图6 淡红色病灶，血管网消失对发现病变具有积极意义

a1 淡红色病灶，可见血管网消失。

a2 靛胭脂染色后诊断为浅表隆起型病变（0-Ⅱa）。

b1 淡红色病灶，可见血管网消失。

b2 靛胭脂染色后诊断为浅表隆起型病变（0-Ⅱa）。

c1 血管网消失。

c2 靛胭脂染色后诊断为浅表凹陷型病变（0-Ⅱc+Ⅱa）。

d1 轻微淡红色病灶。

d2 靛胭脂染色后诊断为浅表凹陷性病变（0-Ⅱc+Ⅱa）。

e1 淡红色病灶，血管透见已消失。

e2 靛胭脂染色后诊断为浅表凹陷性病变（0-Ⅱc）。

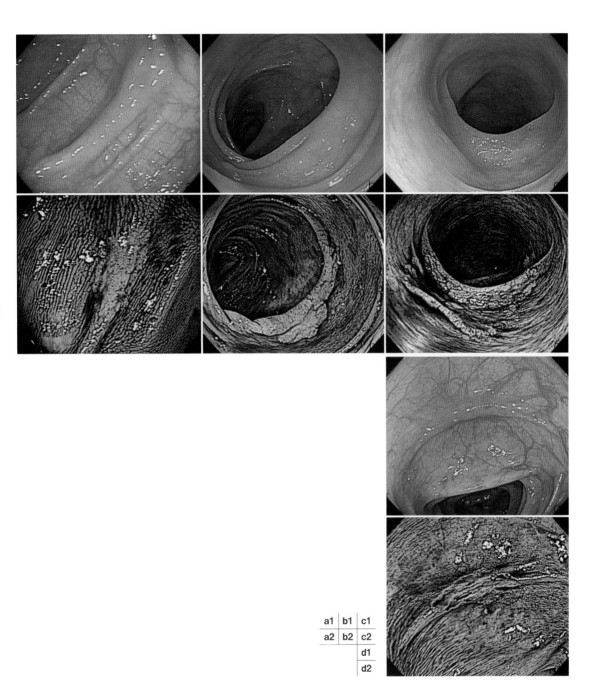

a1	b1	c1
a2	b2	c2
		d1
		d2

图7 皱襞异常、黏膜色泽异常对发现病变有价值的病例

a1 可见相对粗大的皱襞。

a2 靛胭脂染色后诊断为伴有假性凹陷的浅表隆起型病变（0-Ⅱa）。

b1 可见皱襞和黏膜肥厚。

b2 靛胭脂染色后诊断 LST-NG（laterally spreading tumor, non-granular type），pseudo-depressed type。

c1 可见皱襞在空气变化时变形、血管网消失、色泽异常。

c2 靛胭脂染色后，诊断 LST-NG，pseudo-depressed type。

d1 可见淡红色水肿的皱襞。

d2 靛胭脂染色后，诊断 LST-NG，pseudo-depressed type。

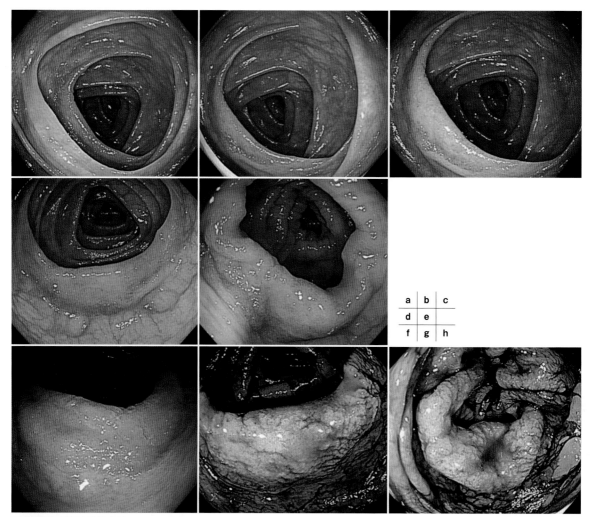

图8 容易漏诊的较大的 LST-NG 病变

a 升结肠内 9 点钟到 6 点钟位可见相比周围略显异常的皱襞。能否从该图像中辨认出异常最为关键。

b 稍微调整角度后观察，可见病变肛侧缘明显发红。

c 稍微接近像。

d 稍减少空气量后，病变变得明显。

e 进一步减少空气量后的内镜所见。

f 反转时病变口侧的内镜所见。

g 反转时病变口侧靛胭脂染色像。

h 反转时病变口侧靛胭脂染色后减少空气量的图像，随空气变形良好。

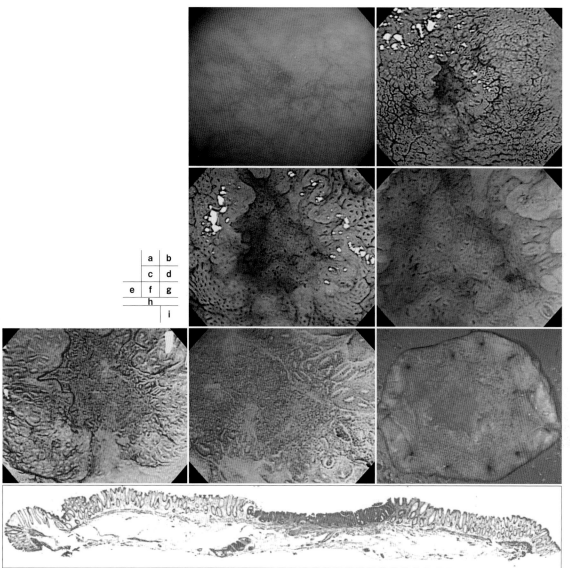

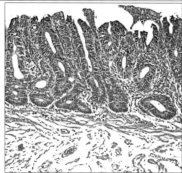

图9 微小的浅表凹陷型早期大肠癌病例

a 可见微小的发红病灶，周围略显肥厚。

b 靛胭脂染色后图像，靛胭脂染色后可见凹陷面更明显，诊断为浅表凹陷型病变（0-IIc）。

c b 的低倍放大图，呈现IIIs 型 pit pattern。

d b 的高倍放大图。

e 结晶紫染色后的放大像（低倍）。呈现IIIs 型 pit pattern。

f e 的放大像。

g EMR（endoscopic mucosal resection）切除标本。

h HE 染色放大镜像，肿瘤局限于黏膜内，比周围黏膜较低，病理组织学上与内镜所见同样，可诊断为0-IIc。

i HE 染色低倍放大图。肿瘤为不伴腺瘤成分的高分化腺癌。

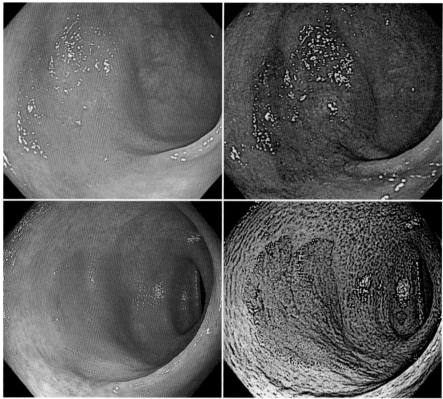

a	b
c	d

图10 EVIS LUCERA (**a**, **b**) 与 EVIS LUCERA ELITE (**c**, **d**) 的图像对比

EVIS LUCERA (**a**：白光图像，**b**：NBI 图像) 的 NBI 观察图像整体偏暗，病变处也比较模糊。视野角度为 140°。

EVIS LUCERA ELITE (**c**：白光图像，**d**：NBI 图像) 的视野角度为 170°，轻度广角，NBI 观察时保持充分的亮度，病变可清晰辨别。

tion. Gastrointest Endosc 75:604–611, 2012

[8] Pasha SF, Leighton JA, Das A, et al. Comparison of the yield and miss rate of narrow band imaging and white light endoscopy in patients undergoing screening or surveillance colonoscopy: a meta-analysis. Am J Gastroenterol 107:363–370, 2012

[9] Jin XF, Chai TH, Shi JW, et al. Meta-analysis for evaluating the accuracy of endoscopy with narrow band imaging in detecting colorectal adenomas. J Gastroenterol Hepatol 27:882–887, 2012

[10] Horimatsu T, Sano Y, Tanaka S, et al. Next-generation narrow band imaging system for colonic polyp detection: a prospective multicenter randomized trial. Int J Colorectal Dis 30:947-954, 2015

[11] Ogiso K, Yoshida N, Siah KT, et al. New-generation narrow band imaging improves visibility of polyps: a colonoscopy video evaluation study. J Gastroenterol 51:883-890, 2016

[12] Yoshida N, Hisabe T, Hirose R, et al. Improvement in the visibility of colorectal polyps by using blue laser imaging (with video) Gastrointest Endosc 82:542-549, 2015

[13] Ikematsu H, Sakamoto T, Togashi K, et al. Detectability of colorectal neoplastic lesions using a novel endoscopic system with blue laser imaging: a multicenter randomized controlled trial. Gastrointest Endosc 2017 [Epub ahead of print]

Summary

Knacks and Pitfalls of Colonoscope Insertion and Lesion Detection

Shinji Tanaka[1], Shiro Oka[2],
Nana Hayashi[1], Yuki Ninomiya,
Yuzuru Tamaru[2], Kyoku Sumimoto[1],
Daiki Hirano[2], Ken Yamashita,
Kazuki Boda[1], Kenta Matsumoto[2],
Hidenori Tanaka[1], Kazuaki Chayama[2]

This report describes the knacks and pitfalls of colonoscope insertion with a focus on maintaining one axis during insertion. During the detection of superficial colorectal neoplasia, recognition of flat neoplasia should be emphasized and polyps should be disregarded. Following observations in the colonic mucosa should be attended to during the detection of superficial colorectal neoplasia:

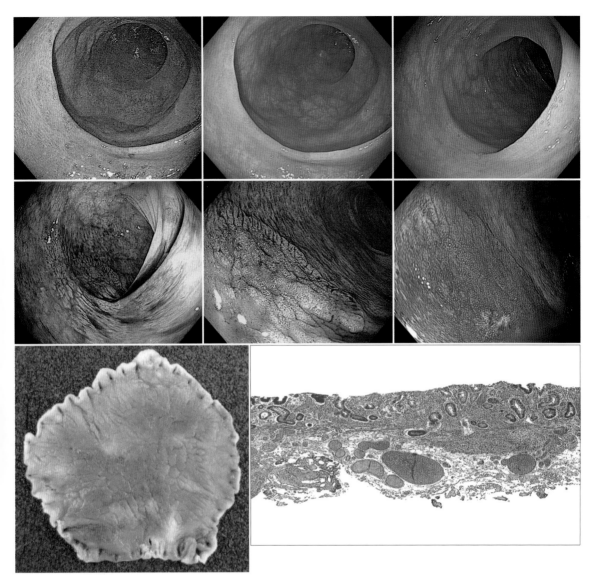

a	b	c
d	e	f
g		h

图11 1 例 EVIS LUCERA ELITE 对 NBI 观察具有积极意义的病例

a NBI 观察，可见褐色区域的 LST-NG。

b 白光观察，边界略不清晰。

c 躲开皱襞的白光观察，病变边界仍不明显。

d 靛胭脂染色后图像，染色后病变肛侧的界限仍不明显。

e 靛胭脂染色后的放大像（低倍放大），呈小型ⅢL型 pit pattern。

f 结晶紫染色后放大观察（低倍），同样呈小型ⅢL型 pit pattern。

g ESD（endoscopic submucosal dissection）切除标本。

h HE 染色低倍放大。可见局部 SM 浸润。最终诊断为，adenocarcinoma（tub 1）in tubular adenoma, pT1a（SM 100μm）, ly0, v0, HM0, VM0, 治愈性切除。

1. slight redness, 2. disappearance of vascular network, 3. abnormal shine, 4. thickness or irregularity of mucosal folds, and 5. disappearance of the fine network pattern, which is observed through air-volume regulation in the lumen. In addition to small, flat lesions, it is also important to recognize large, superficial lesions such as LST（laterally spreading tumors）

[1] Endoscopy and Medicine, Graduate School of Biomedical & Health Sciences, Hiroshima University, Hiroshima, Japan

[2] Gastroenterology and Metabolis, Graduate School of Biomedical & Health Sciences, Hiroshima University, Hiroshima, Japan

主题　大肠癌筛查的现状与未来展望

从插入到观察——我的技巧全部告诉你

细径内镜

齐藤 裕辅[1]

佐佐木 贵弘

杉山 隆治

富永 素矢

助川 隆士

稻场 勇平

小泽 贤一郎

垂石 正树

摘要● 为避免大肠镜检查带来的痛苦，在插入时保持内镜直线化即保持轴线短缩法操作很重要，但是对肠道粘连病例，以及高龄较瘦女性为典型代表的肠道过长及结构复杂的病例，就不得不选择以推进式操作为主的插入法，这样势必会造成较大的痛苦。以推进式操作为主的插入方法比较适合采用又细又软的内镜，但是传统的细径软性内镜的深部插入性能并不理想。而 PCF-PQ260（奥林巴斯生产）则可以通过智能弯曲和强力传导功能，使得以推进式操作为主的深部插入性能更高，且痛苦更少。笔者从 2005 年 5 月—2015 年 12 月采用 PCF-PQ260 实施了 4029 例全大肠内镜检查。采用 NRS（numerical rating scale）评分法，有粘连和乙状结肠过长等插入困难因素的病例疼痛平均值为 2.6±2.5，无插入困难因素的平均值为 1.05±1.70，即使在无镇静条件下痛苦程度也完全可以接受。PCF-PQ260 对于男性肥胖患者的深部插入会比较困难，因此无法涵盖所有人群，建议只针对偏瘦体型以及具有多次腹部手术经历的女性患者，作为备用内镜使用。

关键词　大肠镜检查　插入法　观察法　细径内镜　智能弯曲功能

[1]市立旭川病院消化器病センター　〒070-8610旭川市金星町1丁目1-65　E-mail：
y_saito@city.asahikawa.hokkaido.jp

前言

大肠镜插入时，主要是由于肠道被过度伸展会给患者带来痛苦。因此，为了避免产生这样的痛苦，需要在插入时注意保持内镜直线化，即保持轴线短缩法操作[1-8]。

但是，因既往有腹部手术史而粘连的病例，以及以高龄偏瘦型女性为代表的肠管过长和走行复杂的病例，始终保持内镜直线化比较困难，甚至不可能。针对这些病例，就不得不选择以推进式操作为主的插入法，而推进操作对于插入本身

来说很简单，而且不需要掌握保持轴线短缩法等特殊的技巧，因此专业医生以外的医生和初学者都能较容易掌握。

但是，以推进式操作为主的插镜遇到直乙状结肠移行部（rectosigmoid junction，RSJ）、降乙状结肠移行部（sigmoid-descending colon junction，SDJ）、脾曲、肝曲等需要急转角度的部位时，如果是传统的内镜，力量传导不到内镜先端，会出现使肠道过度展伸的所谓拐杖现象（图1a），从而给患者带来痛苦。为解决这样的问题，就需要用到又细又软的内镜，以便内镜前端容易通过小

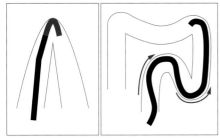

图1 推进法操作无法顺利插入的原因
a 弯曲部位形成小角度弯曲，内镜抵住肠壁而无法顺利前行（拐杖现象）。
b 在乙状结肠形成第二个反向大弯，力量不能传导至内镜前端。

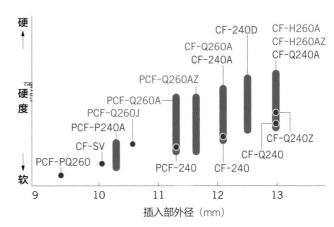

图2 大肠镜插入部硬度与外径
PCF–PQ260 与其他 260 系列比较，外径为 9.2mm 的细径，且最柔软。

角度弯曲部位。

但是，又细又软的内镜难以维持直线化，容易在乙状结肠及横结肠内形成襻，推进力不容易向内镜前端传导，因此就产生深部插入较困难的问题（**图 1b**）。

所以，细径内镜的 PCF-PQ260 就最适合这种以推进式操作为主的插入法，既能减少患者的痛苦，又具有较好的深部插入性。

PCF-PQ260 的功能

1. 细径与柔软性

PCF-PQ260 相比其他内镜来说，又细又软的特点一目了然（**图 2**）。

2. 智能弯曲功能

在普通内镜前端 5cm 的范围内，还另外设置一个弯曲部位，称之为"智能弯曲"。该部位相比后面的内镜插入部来说非常软，在前端稍微按压屈曲部位后，智能弯曲部位即可自然弯曲，不容易产生拐杖现象，可以将推进力充分传导到内镜先端，遇到急转弯的弯曲部位也相对能较顺利通过（**图 3**）。

3. 强力传导功能

为解决细径软性内镜先端不受力的缺点，使靠近操作部施加的推进力很好地传导到前端，采用全新的内镜线圈式卷曲设计方法的"强力传导功能"，从而实现在 9.2mm 的细径下，又能有良好的传导推进力，有利于深部插入 [9-12]。

PCF-PQ260 的适用范围

本机型特别适用于接受多次腹部手术后，肠道有粘连迹象的女性患者、BMI（body mass index）在 18.5 以下的偏瘦患者（男女不限）、偏瘦体型且前几次大肠镜检查插入困难或者无法插入的患者，以及炎症性肠病（inflammatory bowel disease，IBD）的年轻患者等。笔者在 2005 年 5 月—2015 年 12 月，针对 4029 例用 PCF-PQ260 检查的疼痛程度如**图 4** 所示。在插入困难占半数以上的情况下，NRS（numerical rating scale）的疼痛平均值也在 2.6 ± 2.5，而不具备插入困难因素的患者为 1.05 ± 1.70，具有显著差异，即使是对于无镇静的患者，也在可接受的疼痛范围内。

但是，对于正常体格以上的男性患者，特别是肥胖男性患者，会因细径和柔软，以及内镜易弯曲和结襻等特性发生难以插入深部的情况，这样就需要改用普通的内镜，因此这种内镜不能作为泛用机型，只能作为备用机型使用 [9-12]。

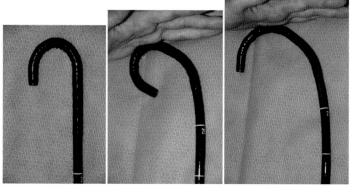

a b c **图3** 可有效防止拐杖现象的新技术——智能弯曲功能
a 普通的内镜弯曲部位。
b 普通内镜弯曲前端约 5cm 范围，追加一个弯曲部位，称之为"智能弯曲"。
c 智能弯曲部位比内镜插入部要软，稍微按压前端部后，智能弯曲部位会自然随之弯曲。

图4 使用 PCF-PQ260 时不同插入困难因素的痛苦程度
2005 年 5 月—2015 年 12 月笔者所在科室采用 PCF-PQ260 进行的未镇静的 4029 例患者 NRS（0~10）疼痛评价值。半数以上为插入困难病例，疼痛平均值为 2.6 ± 2.5，无插入困难因素的为 1.05 ± 1.70，疼痛均在可接受范围内。
* : $P < 0.0001$

插入困难因素（有重叠）
- 之前无法插入：299 例
- 因多次腹部手术粘连：825 例
- 之前的检查感觉非常痛苦：169 例
- 体型偏瘦：653 例（BMI < 18.5）
- 乙状结肠、横结肠过长：815 例
- 从正常内镜改用其他机型的：237 例

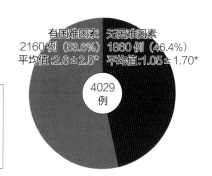

有困难因素　无困难因素
2160 例（53.6%）1860 例（46.4%）
平均值:2.6±2.5*　平均值:1.05±1.70*

4029 例

利用 PCF-PQ260 性能的插入及具体方法[9, 11]

1. 肛门 – 乙状结肠

细径软性内镜几乎可以在无阻力的情况下通过肛门进入直肠，直到 RSJ 都可以正常插入。与普通肠镜的插入相同，采用勾拉法即可简单插入到乙状结肠。当遇到粘连及该部位走行复杂的情况时，可配合智能弯曲功能用推进方法插入并通过。但是，该部位属于采用推进法容易产生穿孔的部位之一，因此在推进时需要格外注意，另外，插入乙状结肠后必须实施一次拉镜操作，消除在 RSJ 形成的弯（较多为左旋弯），然后再进到乙状结肠内。

2. 乙状结肠 – 脾曲（图5）

从乙状结肠到脾曲部位，可采用勾拉法与保持轴线短缩法相结合，边短缩乙状结肠边避免结襻现象通过 SDJ，再从降结肠插入至脾曲部位，这是一种几乎没有痛苦的理想插入方法。PCF-PQ260 属于软性内镜，因此在乙状结肠时边维持内镜直线化避免结襻边通过 SDJ 会非常困难（采用背卧位后，越过乙状结肠顶部，在耻骨联合上方向背后方用手压迫，使乙状结肠直线化的手法可通过的比例有 2 成左右）。使用 PCF-PQ260 后，在乙状结肠也可实现推进式操作为主的插入法。如果维持管腔一直推进式操作，大多数情况下都能无痛苦到达 SDJ。

等到达 SDJ 时，或者内镜前端通过 SDJ 进

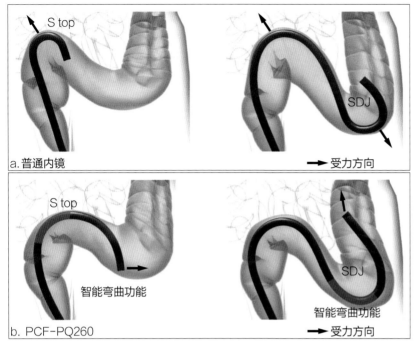

图5 从乙状结肠向降结肠的插入

a 普通内镜在推进式操作下通过 S top（左）和 SDJ（右）时容易因拐杖现象而向箭头方向受力，导致力量无法向内镜前端传导，加剧疼痛。

b 使用 PCF-PQ260 后，在通过 S top（左）和 SDJ（右）时可通过智能弯曲功能，推动力在内镜前端向箭头方向传导，减少疼痛，插入也更顺畅。

（由奥林巴斯公司提供）

入降结肠内时，立即采用右旋短缩法解除乙状结肠的襻，使内镜恢复直线化后稍许右旋，从降结肠向脾曲部位前进。

到达 SDJ 时如无疼痛感，并且在进一步推进式插镜仍然不痛苦的情况下（大多数不会疼痛），也可在形成 N，α，γ 等襻的情况下直接插入到降结肠中部 - 脾曲后，再解除乙状结肠的襻。

乙状结肠过长而形成反向襻时，就需要以左旋方式解襻，而使用 PCF-PQ260 时即使将内镜前端挂在脾曲部位，也会因智能弯曲功能打滑，需要解襻就要施加比平时更大的左旋力，这一点应注意。另外，向横结肠插入时，需要与正常进镜过程一样，确认脾曲部位的插入长度为 40~45cm，手部与内镜前端动作一致地 1:1 传导（one to one movement），以及乙状结肠的襻已经清除等，这些很重要。

3. 脾曲 - 盲肠（图6）

从脾曲插入横结肠时，如果轻轻右旋镜身同时推进内镜，就可借助"智能弯曲"功能避免产生拐杖现象，顺利进入横结肠。在通过脾曲

时，也同样可以感受到该机型内镜的强大功能。

向横结肠深部插入时，可通过"强力插入部"在保持直线化状态下，以推进方式从横结肠中部向肝曲插入。当乙状结肠再次结襻时，可以和正常内镜同样，通过变换体位（右侧卧位更有效）或与手法压迫相结合来防止乙状结肠伸展，相对更容易向肝曲前进。

从横结肠中央向肝曲插入时，尽量和插入普通内镜一样，用内镜前端勾住横结肠中央部，通过左旋与勾拉操作，加上吸引，将横结肠全部短缩，进而到达肝曲（paradoxical advancement）。但是，因有智能弯曲功能，或由于内镜前端勾拉效果不佳，在拉镜操作时无法到达肝曲，反而推进操作到达肝曲的情况更多（笔者实施的操作情况是，通过回拉操作 + 肝曲部位用手法压迫成功通过肝曲的比例为 40% 左右）。

用推进法操作到达肝曲后，如果回拉时内镜可以呈直线化保持在肝曲不滑脱，就可以像操作普通内镜一样，在右旋的同时脱气（+ 手法压迫），在避免内镜产生"弯曲"的情况下插入。如果以推进式操作到达肝曲部位回拉时内镜从肝

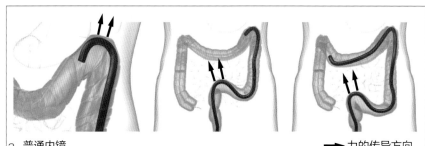

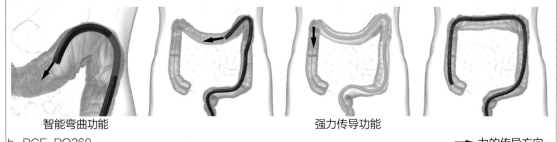

a. 普通内镜　　　　　　　　　　　　　　　　　　　→ 力的传导方向

智能弯曲功能　　　　　　　　　强力传导功能

b. PCF-PQ260　　　　　　　　　　　　　　　　　　→ 力的传导方向

图6 从脾曲插入盲肠

a 普通肠镜在通过脾曲时，会像图中那样发生拐杖现象，如果乙状结肠再次结襻向箭头方向传导力量，会造成内镜向横结肠插入困难。另外，在横结肠中部向右半横结肠→肝曲→升结肠插入时，乙状结肠或横结肠也容易再次结襻导致插入困难。

b 由于PCF-PQ260内镜具有智能弯曲功能，容易通过脾曲，又因具有强力传导功能，可以比较顺利地从右半横结肠→肝曲→升结肠插入。

（由 Olmpus 公司提供）

曲部位滑脱，可通过推进式操作将内镜暂时进一步插入到升结肠，升结肠舒展开后，再将内镜直线化。

本机型属于软性内镜，从升结肠往盲肠插入时，有时会因乙状结肠或横结肠打弯导致插入困难。此时，可采取用手法压迫或体位调整（右侧卧位或腹卧位有效）来解除乙状结肠或横结肠的弯曲。

4. 回肠末端

向回肠末端插入时，因 PCF-PQ260 属于细径内镜，即使在回盲瓣关闭的情况下也与普通内镜一样容易插入。而且，也很容易通过回肠的弯曲，比普通内镜更容易插入回肠口侧。

但是，在背卧位下，有时会因内镜太软而在盲肠内翻转，导致难以插入回肠。此时可并用体位调整（左侧卧位有效）、手法压迫或吸气等方法。

使用 PCF-PQ260 的观察 [9, 11]

PCF-PQ260 基本上可实现与普通内镜同样的观察，但需要充分理解智能弯曲功能的优势和劣势。

其优势主要体现为：①在体格偏小的患者更容易操控直肠内的反转操作。细径、柔软加上智能弯曲功能，即使前端顶住直肠壁了也能稍微前推即可无阻力反转；② PCF-PQ260 的反转不仅限于直肠，在升结肠、横结肠以及大肠全程几乎都可实现反转，有利于观察各个屈曲部位内侧、开口侧以及皱襞里面等区域（**图7**）。近年来，为减少从横结肠到升结肠的深部大肠的漏诊，在肠镜检查方面开发了 Third Eye®（Avantis Medical Systems 公司生产）以及 Fuse®（EndoChoice 公司生产）等超广角内镜产品 [13]，但使用 PCF-PQ260 时多用反转操作，同样也可以起到减少漏

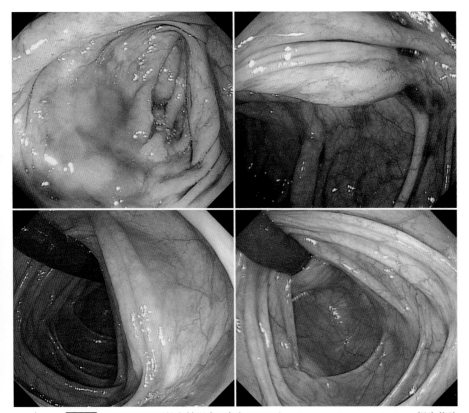

a	b
c	d

图7 PCF-PQ260 下的翻转观察 [多发 SSA/P（sessile serrated adenoma/polyp，锯齿状腺瘤 / 息肉）病例]

a 盲肠。发现 30mm 左右的 SSA/P。

b~d 升结肠，可见 15mm 左右的 SSA/P（**b**）。观查时屡次通过反转操作，确认是否有遗漏（**c, d**）。

诊的作用（**图7**）。

但另一方面，PCF-PQ260 也存在以下问题：①细径内镜上无法配备放大功能。②智能弯曲功能在观察时的缺点表现在，在观察弯曲部位口侧或皱襞里侧时，普通内镜可利用前端部位压住皱襞（压住后回拉）观察，而 PCF-PQ260 因其智能弯曲功能无法施加压力，有时会比较难以观察这类盲区，但是因为细径又容易转弯，如果能很好地利用反转操作可以很好地克服上述缺点，在一般检查方面不存在任何问题。

PCF-PQ260操作注意事项

首先要强调的是适应证问题，本镜机型细径、柔软，不太适用于肥胖型男性患者，由于内镜容易打弯，插入肠管深部困难，因此不能作为泛

用型机型，推荐作为女性及偏瘦型患者的备用内镜使用。

另外，建议初学者不要只使用本型内镜学习大肠镜操作。因为一旦习惯了本型内镜以推进方法为主的操作后，再使用普通内镜时就可能会给患者带来很大的痛苦，甚至有可能会引起穿孔等严重的并发症。所以，我们建议首先还是从普通内镜开始充分学习保持轴线短缩法，之后再针对插入困难的病例来应用本机型，这样才能一开始就从减轻患者痛苦的角度考虑开始操作。

结语

兼备智能弯曲功能与强力传导功能的细径柔软的 PCF-PQ260 内镜，主要以推进式插入为主进行操作，并可简单实现痛苦感更低的全大肠

镜检查。PCF-PQ260 主要适用于偏瘦的患者，以及有多次腹部手术史的女性患者，在偏肥胖的男性患者中经常会遇到无法深部插入的情况，因此不能作为泛用内镜，而是作为备用产品使用。另外，在高度粘连的病例使用此型内镜时也有可能出现无法插入的情况，因此需要随机应变，结合镇静剂使用，并要有中途放弃的心理准备。希望能充分理解此型内镜特点，在为患者减少痛苦的基础上使用，为发现早期大肠癌，减少大肠癌死亡率做出贡献。

参考文献

[1] 工藤進英, 岡本平次, 光島徹, 他. 大腸内視鏡検査法—手技を中心として. 胃と腸 23:943-970, 1988
[2] 多田正大. コロナビを用いた新大腸内視鏡テクニック. 医学書院, 2000
[3] 早期大腸癌編集委員会(編). 大腸内視鏡挿入のコツ. 日本メディカルセンター, 2001
[4] 中西弘幸. 大腸内視鏡挿入法—解剖学理論に基づく定型的挿入手技. 永井書店, 2002
[5] 五十嵐正広, 田中信治(編). ワンポイントアドバイス大腸内視鏡検査法. 日本メディカルセンター, 2004
[6] 大腸内視鏡挿入法検討会, 五十嵐正広, 津田純郎(編). 動画で学ぶ大腸内視鏡挿入法トレーニング. 日本メディカルセンター, 2007
[7] 岡志郎, 斉藤裕輔, 五十嵐正広. 大腸—1)挿入手技(全大腸検査). 日本消化器内視鏡学会卒後教育委員会(編). 消化器内視鏡ハンドブック. 日本メディカルセンター, 2012
[8] 斉藤裕輔. 第7章挿入時における基本事項. III. 軸保持短縮法. 田中信治(監), 永田信二, 岡志郎(編). 見逃しのない大腸内視鏡の挿入・観察法. 日本メディカルセンター, pp 70-78, 2012
[9] 津田純郎, 斉藤裕輔. 画期的な新しい機能を搭載した細径大腸内視鏡—奥林巴斯 EVIS LUCERA PCF-PQ260. 臨消内科 26:249-257, 2011
[10] 小澤賢一郎, 中嶋駿介, 杉山隆治, 他. 細径スコープの意義と今後の展望—下部消化管. 消内視鏡 23:1085-1090, 2011
[11] 斉藤裕輔. 第7章挿入時における基本事項. VI. 2. 軟らかいスコープ(受動彎曲スコープ). 田中信治(監), 永田信二, 岡志郎(編). 見逃しのない大腸内視鏡の挿入・観察法. pp 92-95, 日本メディカルセンター, 2012
[12] 斉藤裕輔. 挿入法の基本, 5. スコープの使い分けと硬度可変の使い方. 3)受動彎曲機能つきスコープ. 大腸. 樫田博史, 鶴田修(編). 大腸内視鏡挿入の基本とトラブルシューティング. 羊土社, pp 41-43, 2012
[13] Brand EC, Dik VK, van Oijen MG, et al. Missed adenomas with behind-folds visualizing colonoscopy technologies compared with standard colonoscopy: a pooled analysis of 3 randomized back-to-back tandem colonoscopy studies. Gastrointest Endosc 2017[Epub ahead of print]

Summary

Tips of Colonoscopic Insertion Technique
—A Soft Thin Colonoscope

Yusuke Saitoh[1], Takahiro Sasaki, Ryuji Sugiyama, Motoya Tominaga, Ryuji Sukegawa, Yuhei Inaba, Ken-ichiro Ozawa, Masaki Taruishi

It is important to keep the colonoscope straight to perform a minimally uncomfortable colonoscopy. The tube insertion using push method cannot be avoided in patients with intrapelvic bowel adhesion; thin, elderly female patients with long colons; and patients in whom the access to the colon is difficult due to various factors; in such cases, a colonoscopy will be very uncomfortable. However, a soft, thin colonoscope will be suitable for tube insertion with less discomfort in cases where it has been difficult to get to the cecum using a conventional soft and thin scope. 奥林巴斯 PCF-PQ260 is equipped with the new technologies passive bending and high force transmission insertion tube, enabling easy tube insertion and access to the cecum with minimal patient discomfort. Between May 2005 and December 2015, 4,029 colonoscopies were performed using PCF-PQ260, without conscious sedation. The average discomfort value was 2.6±2.5 in patients with difficulty factors such as colonic adhesion and long colon and 1.05±1.7 in patients without any difficulty factors, as evaluated by a numerical rating scale. We think this discomfort score is satisfactory. On the contrary, when using PCF-PQ260, it is difficult to perform a comfortable colonoscopy, especially in obese male patients, because the scope is thin and soft. Thus, for thin patients or female patients with suspected bowel adhesion, the PCF-PQ260 should be positioned as a backup scope for the conventional one.

[1] Digestive Disease Center, Asahikawa City Hospital, Asahikawa, Japan

主题　大肠癌筛查的现状与未来展望

胶囊内镜

斋藤 彰一 [1, 2]

井出 大资

玉井 尚人 [2]

猪又 宽子

炭山 和毅

加藤 智弘

田尻 久雄

摘要●大肠胶囊内镜是在 2006 年研发成功的，目前已经应用到了第二代。与传统用的小肠胶囊内镜不同，两侧都内置了摄像头，每秒可拍摄 4 张图像。大肠胶囊内镜目前存在的问题是肠道清洁程度和能否在拍摄时间内观察到从盲肠到直肠的全部大肠范围。据报道称，对于需要内镜治疗的 10mm 以上大肠息肉的检出率敏感性为 88%，特异性为 89%，效果良好。另外，在日本 3 个医疗机构内实施的多中心研究得出的大肠息肉检测特异性为 94%。将来，大肠胶囊内镜在大肠癌体检中所起到的作用将会越来越大，但是同时也存在运营成本、术前准备、排出率等各种问题，尚需进一步探讨。

关键词　大肠胶囊内镜　大肠息肉　大肠肿瘤

[1]がん研有明病院消化器内科　〒135-8550東京都江東区有明3丁目8-31　E-mail：shoichi.saito@jfcr.or.jp
[2]東京慈恵会医科大学内視鏡科

前言

日本大肠癌的死亡率正呈上升趋势[1]，将来，在大肠癌筛查中大肠胶囊内镜（colon capsule endoscopy，CCE）的作用会显得愈加重要。

2006 年，CCE 由当时的 Given Imaging 公司（以色列）推出，之后经过第二代改良（CCE2），从 2009 年开始广泛应用至今。日本仅在因某种特殊原因无法对全部大肠区域做内镜检查的情况下，才允许其适用于保险范围。因此，目前还未能得到普及[2]。

另外，CCE 专用的泻药服用法在各机构中也属于探索阶段，没有得到统一化。这一点是无法与 CT 结肠成像（colonography）的普遍性相提并论的。今后，如果肠道清洁度以及全大肠观察率得到改良，还是有望能在体检领域普及的。

CCE 的概要

CCE 是由胶囊内镜（capsule endoscopy，CE）与其附属部件构成的。CE（**图 1a**）比小肠用的胶囊略细长，规格 31.5mm×11.6mm，29g，只限一次性使用。视野角度在 172°，两侧共可实现约 360° 的观察和拍摄。拍摄图像由胶囊发出特高频（ultra high frequency，UHF）电波至数据接收器（**图 1b，c**）内记录。每秒两侧共可拍 4 张图像，当在肠道内移动速度较快时可自动感应，最多每秒可拍摄 35 张图像。另外，可通过数据接收器实时观察拍摄过程中的图像。

胶囊内部的电池用尽后即停止拍摄（约 10h），可将图像下载到工作站（**图 1d**）内的专用软件后进行读影操作（**图 2**）。

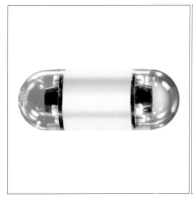
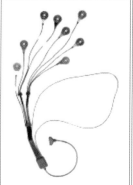
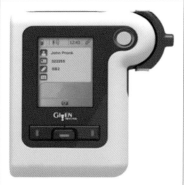

a	b	c
	d	

图1 CCE 部件构成

a CE。
b 传感器阵列。
c 数据接收器。
d 工作站。

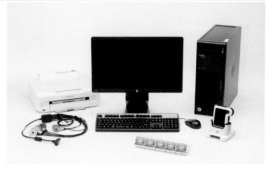

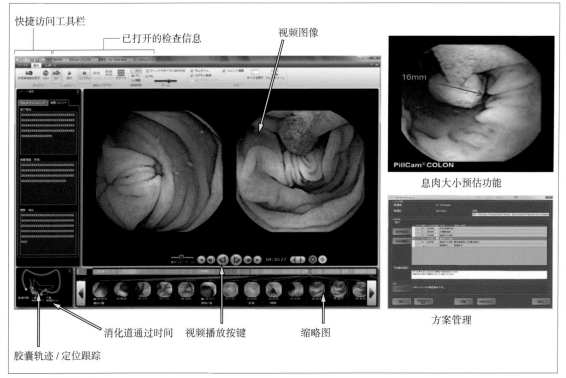

快捷访问工具栏

已打开的检查信息

视频图像

16mm

PillCam® COLON

息肉大小预估功能

方案管理

消化道通过时间   视频播放按键   缩略图

胶囊轨迹 / 定位跟踪

图2 工作站构成

目前读片采用的是 Rapid® 8 专用软件进行操作。如右上图所示，当出现息肉后，可预估测量其大小。

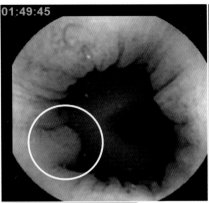
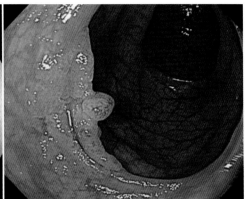
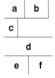
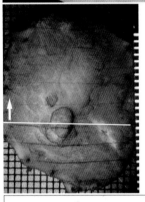

图3 乙状结肠中常见的浅表型肿瘤，其中1张拍摄图像捕捉到的病变

a CE图，1小时49分45秒处显示出小隆起（白圈处）。从图像中很难与皱襞变粗现象做出甄别。

b 普通内镜像。

c 实体显微镜像（白线的剖面按箭头方向取面）。

d 放大像。

e 低倍放大像。

f 高倍放大像。隆起部位周围黏膜由增生腺管造成，结节隆起部位可见纺锤形状的核多层化以及杯状细胞消失现象，诊断为锯齿状腺瘤。

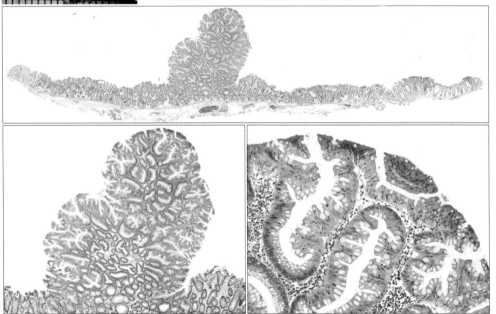

CCE 的实际情况

在实施 CCE2 时，术前准备是最大的问题。目前全日本范围内有多家机构正在对这项术前准备工作展开研究和探讨（责任研究人：藤田保健卫生大学消化管内科，大宫直木医生），有待统计结果出台。

各机构的正常检查过程也各不相同。笔者所

在科室主要以大肠内镜检查标准为准，采用检查前一天服用检查餐以及泻药［匹可硫酸钠 10mL+柠檬酸镁 50g（等张液）］，当天服用 MOVIPREP®［PEG(polyethylene glycol) 制剂 + 抗坏血酸］[3]500mL（结合水 250mL）后再服用 CE。

之后当胶囊到达小肠后，将剩下的 MOVIPREP®1500mL（结合水 750mL）作为推进物服用。该项操作可让患者 100% 排出胶囊。但是，如果推进物的量不足以诱发排泄，可再服用柠檬酸镁 50g（900mL，等张液），最后用 Teleminsoft® 泻药促进排泄。

CCE 的有效性

CCE2 具有只要服用药物后即可完成检查，不会对患者带来痛苦和尴尬等精神负担的巨大优势[2]。是解决日本便潜血阳性精查中，大肠镜检查受诊率极低的一项重要弥补方式。另外，检查过程无须给日常工作带来负担，而且也不用担心辐射对身体造成的影响。

CCE 的问题

胶囊是靠自动移动的，对于病变部位的拍摄还在开发过程中。因此，还需要依赖推进物质起到"推进效果"来实现整体大肠的观察。另外，肠道内的观察比较依赖于清洁程度，这一点也是大问题。并且在横结肠等依赖于通过时间的部位，有时只能记录一张图片（**图 3**），很大程度还依赖于读影人员的经验。

其次，当因进展癌原因造成肠道狭窄时有胶囊滞留的风险。这种情况下，就需要事先通过探路胶囊（patency capsule）确认胶囊的通过性能。

结语
——CCE 的未来

CCE 的普及还面临着上述各种亟待解决的问题，另外，如要正式纳入保险范围，或者得到广泛认可的话，运营成本相比普通内镜检查高的这一问题也需要尽快解决。

大肠胶囊的问题主要集中在肠道清洁程度和在规定拍摄时间内是否能观察到从盲肠到直肠的全部大肠范围。据报道称，对于需要内镜治疗的 10mm 以上大肠息肉的检出率敏感度为 88%，特异性为 89%，效果良好[4, 5]。另外，在日本 3 个机构实施的多中心研究得出的大肠息肉检测特异性为 94%[6]。

今后，期待大肠胶囊内镜为便潜血阳性患者以精查为目的的 "1.5 次体检" 起到作用。据预测，将来普通的内镜检查会增加，随之 CCE 的检查数量也会有大幅增长趋势。当然，CE 所面临的各种问题也亟须早日解决。

参考文献

[1] 国立がん研究センターがん対策情報センター. 部位別がん年齢調整死亡率の推移, 1958~2015.
[2] 岡志郎, 田中信治, 國廣紗代子, 他. 大腸カプセル内視鏡. 胃と腸 51:872-880, 2016
[3] Hartmann D, Keuchel M, Philipper M, et al. A pilot study evaluating a new low-volume colon cleansing procedure for capsule colonoscopy. Endoscopy 44:482-486, 2012
[4] Eliakim R, Yassin K, Niv Y, et al. Prospective multicenter performance evaluation of the second-generation colon capsule compared with colonoscopy. Endoscopy 41:1026-1031, 2009
[5] Spada C, Barbaro F, Andrisani G, et al. Colon capsule endoscopy：What we know and what we would like to know. World J Gastroenterol 20:16948-16955, 2014
[6] Saito Y, Saito S, Oka S, et al. Evaluation of the clinical efficacy of colon capsule endoscopy in the detection of lesions of the colon：prospective, multicenter, open study. Gastrointest Endosc 82:861-869, 2015

Summary

Colon Capsule Endoscopy

Shoichi Saito[1, 2], Daisuke Ide,
Naoto Tamai[2], Hiroko Inomata,
Kazuki Sumiyama, Tomohiro Kato,
Hisao Tajiri

CCE（colon capsule endoscopy）has been used since 2006. CCE2, which is a new-generation endoscopy procedure, was developed in 2009. In Japan, the examination of CCE2 has been available for public insurance only indication to insufficient ordinary colonoscopy for two years. CCE2 allows for an excellent detection rate（sensitivity=88%; specificity=89%）of polyps of diameter>10mm.
The CCE2 technique is very simple compared with colonoscopy. Patients only have to swallow a capsule and there is no discomfort during the examination for colon cancer. However, this technique has several limitations. Firstly, it is necessary to clearing inside the

colon before the examination, similar to colonoscopy. Further, patients have to drink polyethylene glycol solution as a booster for natural capsule excretion within the battery life of the capsule (approximately 10h). This examination technique itself is expensive. Secondly, well-experienced endoscopists should examine the existence of polyps using "RAPID 8" software to decrease the miss rate for detection. Four pictures per second are automatically captured from both sides of the capsule. In our study, only one picture showed a small polyp, which was pointed out by a well-trained endoscopist.

In our country, the mortality rate due to colon cancer is increasing.

Therefore, the use of CCE2, instead of colonoscopy, should be increased to examine colon cancer. This should solve the above-mentioned problems.

[1] Department of Internal Medicine, Cancer Institute Hospital, Tokyo
[2] Department of Endoscopy, the Jikei University of School of Medicine, Tokyo

主题 大肠癌筛查的现状与未来展望

CT 结肠成像 /MR 结肠成像

野崎 良一[1]

有马 浩美[2]

松本 彻也

前崎 孝之

伊牟田 秀隆

山田 一隆[3]

摘要● 大肠癌筛查的目标是检出肿瘤性病变，CT 结肠成像（CT colonography，CTC）对于 6mm 以上的病变具有良好的检出率，对于 10mm 以上病变，与作为金标准的全大肠镜检查的准确性几乎相同。CTC 具有低侵入性和高准确性的优点，作为大肠癌筛查方法具有使用价值。应该说在临床方面 CTC 的有效性早已经通过大肠癌诊疗得到验证。如今, CTC 有望作为术前检查方法取代灌肠 X 线造影检查（BE）。日本目前正积极探讨将 CTC 作为大肠癌筛查以及大肠癌体检的精查方法正式采用，并且在随机体检中，很多机构首次筛查就采用 CTC 方法。将 CTC 正式纳为大肠癌筛查方法的前提是，需要进一步对其诊断准确性、处理能力、并发症进行评估，减少医疗辐射、确定诊断机构标准，并使术前准备、拍摄方法及读片方法标准化，完善审核制度（医生和首次读片医师）。另一方面，目前 MR 结肠成像（MR colonography）在日本尚未能正式用于大肠癌体检中。

关键词 CT 结肠成像　大肠癌体检　大肠癌　大肠息肉　大肠内镜检查　MR 结肠成像

[1]大腸肛門病センター高野病院消化器内科　〒862–0972熊本市中央区大江3丁目 2–55　E–mail：rnozaki0312@yahoo.co.jp
[2]同　放射線科
[3]同　消化器外科

前言

CT 结肠成像（CT colonography，CTC）除了大肠癌术前检查以外，在大肠癌筛查领域作为图像诊断方法也越来越得到关注。日本在 2012 年对 CTC 拍摄技术正式承认，准予诊疗收费，并且纳入医保范围。临床方面，已经有不少机构将 CTC 正式引入大肠癌诊疗中。如今已经有希望能取代灌肠 X 线造影检查（barium enema，BE），作为术前检查实施。在临床方面，已经确定了 CTC 对大肠癌诊疗方面的应用价值。

从大肠癌筛查方面来看，CTC 有望正式成为大肠癌体检的精查方法[1]，在健康体检、综合体检等随机体检中，已经有越来越多的机构将 CTC 作为首次筛查方法。

另一方面，据国外报道，MR 结肠成像（MR colonography，MRC）诊断的准确性相比 CTC 来说并不逊色[2]，但日本尚未能将其正式用于大肠癌体检中。

本文主要围绕 CTC 作为大肠癌筛查的现状

表1 不同检查方法的诊断准确性

检查方法	目标病变	敏感性	特异性
便潜血检查（免疫法）	大肠癌		
	1日法	56%	97%
	2日法	83%	96%
	3日法	89%	94%
	腺瘤		
	1日法	11%~58%	
	3日法	55%	
乙状结肠镜检查	大肠癌（全部位）	70%~78%	84%
	观察范围内的大肠癌	96%~99%	
全大肠镜检查	大肠癌、10mm以上腺瘤	79%~100%	未提及*
	10mm以下腺瘤	75%~85%	未提及*
灌肠X线造影检查	大肠癌	50%~77%	
	腺瘤	48%~74%	97%~99%
	有既往史，有症状者		
	5~9mm腺瘤	44%	97%
	10mm以上腺瘤	39%~56%	99%
	便潜血检查（化学法）阳性		
	10mm以上腺瘤	77%	
	大肠癌	50%~81%	
CT结肠成像	平均风险者		
	6~9mm病变		
	每个病变	80%~85%	
	每个患者	84%~87%	85%~93%
	10mm以上病变		
	每个病变	89%~93%	
	每个患者	89%~94%	96%~98%

＊：全大肠镜检查为大肠检查的金标准，因此未提及。

与面临的课题进行阐述。

CTC作为大肠癌筛查的诊断准确性

CTC的诊断准确性在6~9mm肿瘤，对每个患者灵敏性为84%~87%，特异性良好，达85%~93%的，对直径10mm以上病变的灵敏性为89%~94%，特异性达96%~98%，与全大肠镜检查（total colonoscopy，TCS）相比毫不逊色[3]。

各种大肠检查方法诊断的准确性如**表1**所示[3, 4]。对直径6mm以上的病变显示出良好的检查准确性。今后有必要通过随机对照研究来验证其有效性（减少大肠癌死亡率及患病率），可以说CTC作为首次筛查以及便潜血检查（fecal occult blood test，FOBT）阳性者的精查具有较高的诊断准确性。

CTC筛查的特点

1. 术前准备

实施大肠癌筛查必须做好肠道术前准备。原

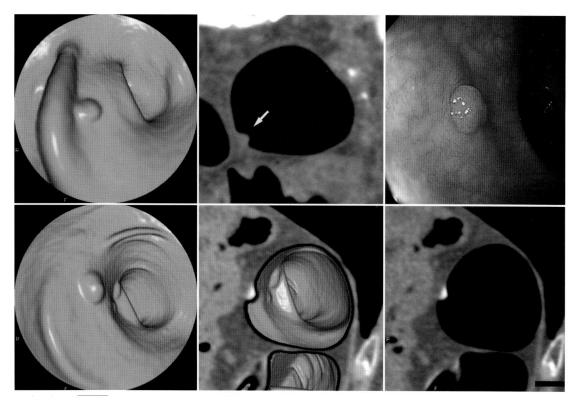

a	b	c
d	e	f

图1 食物标记（fecal tagging）病例

a 仿真内镜像（virtual endoscopy，VE），直肠见直径 6mm 的隆起。

b **a** 的切面重建（multi-planar reconstruction，MPR）像，可见软组织密度影（黄箭头）。

c **a** 的正常内镜像。直径 6mm，Is 型息肉。

d VE 像，横结肠见直径 6mm 隆起。

e **d** 的 VE+MPR 像，用泛影葡胺标识的残渣。

f **d** 的 MPR 像。同样被标识的残渣。通过食物标记可简单与息肉进行鉴别。

则上以筛查为目的 CTC 术前准备应使用食物标记（fecal tagging）。所谓食物标记，是为了区别病变和残渣而用经口造影剂提高残渣 CT 值进行标记的方法。

水溶性碘造影剂（泛影葡胺）和钡（Colomfort）可以作为消化道造影剂经口服用。通过经口造影剂均匀标记了残渣的食物标记法（fecal tagging）如**图 1**所示。

2. 数字剪影

数字剪影（Electronic cleansing，EC），是通过电子图像处理将 CT 值高的食物残渣去除的方法。EC 可将残渣遮盖的病变以 3D 图像显示出来（**图 2**）。

3. 解痉灵的应用

对于解痉灵（Buscopan）的使用目前还存在不同意见[1]。在筛查性 CTC 中即使不使用解痉灵也可以获得较好的图像效果。以筛查为目的的 CTC 中，一般不经静脉途径注入造影剂（造影 CT）。

4. 诊断辅助软件的应用

大肠电脑辅助检测（computer aided detection，CAD）目前虽然还未得到日本药品监督局批准，但 CTC 中的 CAD 可以作为一个有效防止病变漏检，以及缩短读片时间的手段[5]。

笔者所在医院主要将 Advantage workstation volume share 5（GE 公司生产）中搭载的 Colon VCAR

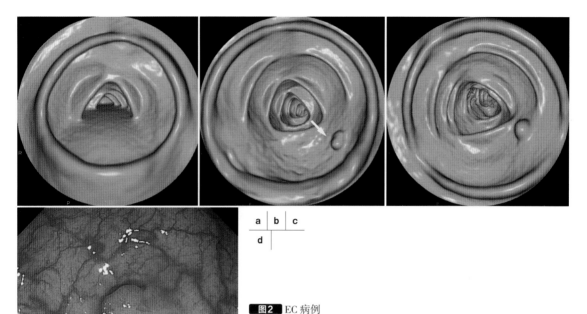

a b c
d

图2 EC 病例

a 术前准备采用 800mL 少量的泻药。大场内的残液量较少，但 VE 像中可看到降结肠内还有残液。

b 通过 EC 数字减影后，可通过 VE 像看到残液掩盖的病变（黄箭头）。

c 不同体位下同样观察到该部位的病变。

d 普通内镜像，降结肠见直径 6mm 的 Isp 型息肉（tubular adenoma moderate atypia）。

与 ziostation2（ziosoft 公司生产）中搭载的 PhyZio Enhance Filter 作为 CAD 功能用于检出肿瘤性病变的辅助手段。两者都可针对大肠黏膜腔内呈球状隆起的结构在 3D 图像上以蓝色标注显示，并通过虚拟内镜（virtual endoscopy，VE）、虚拟展开图的 3D 图像显示，提取出疑似病变（**图3**）。对隆起型病变（彩色标识部位）的检出能力较高，对于检出疑似息肉的局限性隆起有价值。另一方面，浅表型肿瘤通过普通的 CTC 很难鉴别，CAD 功能也同样无法做出标识，这一点需要注意（**图4**）。

5. CTC 的读片方法

读片可通过 3D 图像的 VE 鉴别疑似病变部位，并通过 2D 图像（multi-planar reconstruction，MPR）中判定为病变的 3D primary reading 法进行读影操作[1]。在肠道展开图中，可远景角度发现隆起型病变，但其有效性是否能与 VE 媲美，目前还没有定论[6]。将来有必要进行进一步验证。

作为大肠癌筛查手段的CTC未来前景

1. 提高处理能力

关于日本大肠癌筛检的大肠癌体检的实际情况，根据 2013 年度的《日本消化器癌体检统计》[7]，日本有 7 032 584 人接受体检，需要精查人数 437 485 人（阳性率 6.2%），实际接受精查人数为 236 011 人（精查受诊率 53.9%）。精查的未受诊人数高达 201 474 人（未受诊率 46.1%）。

大肠癌体检的精查方法建议优先采用 TCS 方法，但实际上有 4 成以上未接受相关检查。而据报道称，CTC 的可接受性要高于 TCS[8]，相信 CTC 更容易让排斥 TCS 的人员接受进一步的检查。

日本 16 排以上的 CT 装置保有量约为 9300 台，自动碳酸气输送装置市面上共有 1100 台。如果每个机构每年实施 100 件 CTC，迄今为止日本实施 CTC 也达到每年 11 万件。而且，将来实

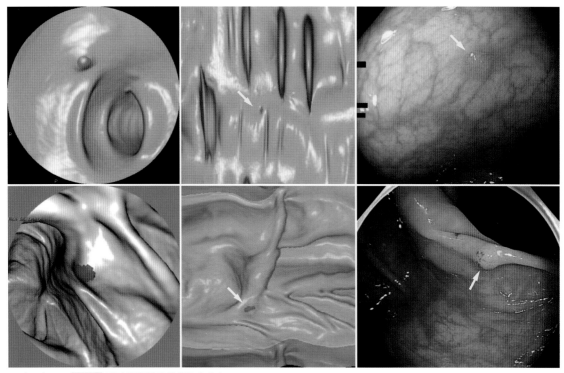

a	b	c
d	e	f

图3 通过诊断辅助软件检出病变

a 使用 PhyZio Enhance Filter 的 VE 像。

b **a** 的肠道延展像，息肉用蓝色标识（黄箭头）。

c **a** 的普通内镜像，乙状结肠见直径 5mm Is 型息肉（黄箭头）。

d 采用 Colon VCAR 的 VE 像。

e **d** 的肠道延展像，息肉同样被标识（黄箭头）。

f **d** 的普通内镜像，肝曲见直径 5mm Is 型息肉（黄箭头）。

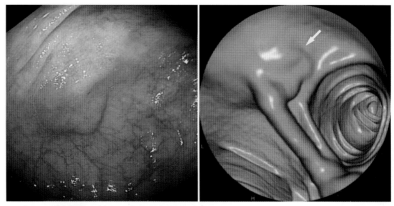

a	b

图4 诊断辅助软件的假阴性病例

a 普通内镜像，升结肠见最大直径 18mm 的 LST-NG（laterally spreading tumor, non-granular type，pTis，高分化腺癌）。

b VE 像，可见轻度隆起的浅表型肿瘤（黄箭头），但没有通过 PhyZio Enhance Filter 标注为蓝色。

施 CTC 的医疗机构可能将会增加到 3 倍，达到每年 30 万件规模。仅凭 CTC 就可基本覆盖 2013 年度的精查未受诊人数。

CTC 有望为提高大肠癌体检精查受诊率作出贡献。

2. 作为大肠癌体检的精查方法来应用

综上所述，如今日本已经具备了在大肠癌体检中引入 CTC 的可能性。"癌症预防重点健康教育以及癌症体检实施指南"[9]（以下简称为指南）指出，"如果用 TCS 来实施精查困难时，可采用乙状结肠镜（flexible sigmoidoscopy，FS）与 BE 相结合来实施精查。"日本消化器癌体检学会大肠癌体检精度管理委员会报告[1]中是这样定位 CTC 的：将目前指南改为"如果用 TCS 来实施精查困难时，可选择 CTC，或者 FS 与 BE 相结合的任意一种方法实行"较为妥当。相信不久的将来，CTC 可作为大肠癌体检的精查方法得到正式应用。

随机体检中，在 FOBT、大肠镜检查、BE 的基础上，建议将 CTC 也作为筛查方法实施。因其属于图像诊断方法，因此需要和大肠镜检查一样，在并发症等的不利因素方面做好充分说明的前提下再实施。

CTC 面临的课题

1. 检出浅表型病变的准确性

一直以来，CTC 被指出对检出浅表型肿瘤的准确性低于隆起型病变[1]。但是，据报道，CTC 对肿瘤高 2mm 以上或直径 20mm 以上的病变的检出率高达约 90%[10]。当然，将来有望通过高性能的 CT 装置的普及化，以及读片诊断辅助软件的导入等软硬件方面的升级和读片培训，进一步提高对浅表型肿瘤的诊断能力（**图 5**）。

2. 减少医疗辐射

CTC 因采取的是 X 线检查，所以必须考虑尽量减少 X 线辐射的问题。美国 ACR（American College of Radiology）指南[7]中建议筛查 CTC 的具体辐射量数值在普通 CT 拍摄的一半以下，CT 拍摄辐射量指标的 $CTDI_{vol}$ 要求在 12.5mGy（每个体位 6.25mGy）[11]。

笔者所在医院目前引进了 AIDR3D（Adaptive Iterative Dose Reduction 3D，东芝医疗系统公司生产），通过图像降噪来减少辐射，既可以获得干扰较少的图像，又能减少辐射量。在日本肥胖学会公布的标准体重 [BMI（body mass index）：22] 体型范围内，采用每项检查 CTDIvol 平均 4.8mGy 以及 ACR 指南 38.4% 的拍摄辐射量。换算成实际辐射量的话，每项检查平均为 3.6mSv 的 X 线辐射量。今后，将在不影响诊断准确性的情况下进一步减少辐射。

3. CTC 的并发症

在欧美国家，CTC 导致的穿孔发生率为 0.06% 左右，多数为临床病例，筛查范围内的并发症仅为 0.02%[12]。与 CTC 相关的死亡病例未见报道。

另外，有血管迷走神经反射情况，发生频率为 0.16%，保守治疗后减轻[13]。

日本对 CTC 并发症的全国调查结果显示，穿孔发生率在筛查范围内为 0.003%（1/29 823），非常之低，应该说 CTC 属于安全性较高的检查方法[14]。

4. 肠道外病变的读片

CTC 与内镜检查不同，具有腹部 CT 的信息且可同时观察到肠内和肠外，以及周围内脏器官的优点。据欧美报道，筛查 CTC 时对肠道外病变的检出率为 15%~46%，其中危及生命的重要所见比较少见，占 1%，而对肾细胞癌的检出率最高[15, 16]。

但是，由于筛查 CTC 为低辐射量的非造影性 CT，对肠道外组织的评价有局限性，因此不适用于肠道外病变的诊断。如果在报告中需要记载肠道外病变所见，需要注明对肠道外病变诊断具有局限性的字样。否则可能会诊断出一些完全不需要检出的所谓的病变。

关于对肠道外病变的诊断能力，目前从医学及经济学角度都存在不确定性，今后需要进一步达成共识。

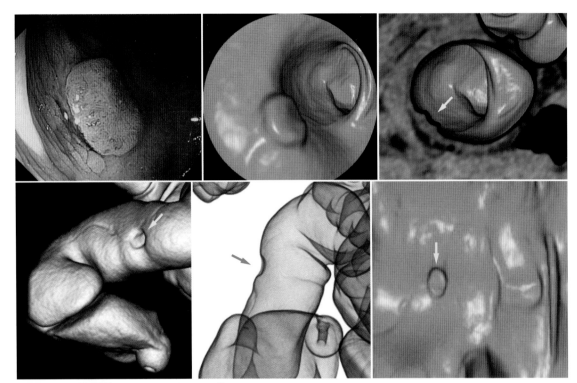

a	b	c
d	e	f

图5 浅表型大肠肿瘤的 CTC 像

a 普通内镜像。直径 11mm，0-Ⅱa+Ⅱc 型早期大肠癌（pT1b，高分化腺癌）。

b VE 像，显示出与 **(a)** 同样形态的病变。

c VE+MPR 像，显示病变内部的壁肥厚（黄箭头）。

d 虚拟灌肠 X 线造影的立体成像（solid image），见中心部位凹陷（黄箭头）。

e X 线造影气体成像（air image）的侧面像，有弧状变形（绿箭头），疑似 SM 浸润。

f 肠道展开图，正面显示病变（黄箭头）。

5. 完善读片的标准化以及培训机制

1）完善读片培训

准确读片需要积累大量标准化读片的培训经验。Liedenbaum 等[17]认为，从初学者实施的读片培训研究结果的平均值来看，只需经历 164 个读片案例，即可大致取得与经验者同等级别的准确性。今后，在日本也同样需要进一步完善标准化读片的培训，加强读片医生、读片技师的培养工作。

2）诊疗放射线技师的首次读片

诊疗放射线技师（以下简称为技师）可实施的工作，在目前制度下已明确为图像诊断读片的辅助工作[18]。

随着放射线相关工作的增多，很多医疗机构的放射线科医生都难以同时担任首次读片与二次读片的工作，消化器科医生也面临同样的窘境。为了普及 CTC，建议由技师来担任首次读片的工作。

经过充分培训的技师来实施 CTC 首次读片准确性比较高，在法律上也不存在任何问题。建议首次读片与三维图像处理都由技师同时来实施。

3）医生的二次读片

无论是放射线科医生还是消化科医生，只要积累了一定程度的标准化读片培训的话，都可以胜任[19]。如果是体检，可参考技师的首次读片结果来进行。

4）远程读片

Lefere 等[20]通过一系列研究得出了离岛远

程读片的有效性。最近，远程图像诊断已经逐渐作为医疗的基建设施。对于没有读片医生的医疗机构、偏远地区以及岛屿等地方，运用远程读片技术也是普及 CTC 非常有用的手段。

6. 认证制度

为发展读片训练系统、技师的首次读片、医生的二次读片工作，需要进一步完善筛查和临床两方面的由相关学会执行的认证制度（医生、首次读片技师）。在确保诊断准确性的前提下大力发展和普及 CTC 是一项重要的课题，而认证审批制度，也不失为提高医生和技师积极性的一个重要手段。

MRC 的现状

目前为止，日本国内外以大肠癌筛查为目的的 MRC 还未得到普及。MRC 的特点相比 CTC 来说是没有辐射。但是同时也存在以下问题：空间分辨能力不如 CTC，检查时间比 CTC 更长，容易受体位移动引起伪影而导致图像失真，幽闭恐惧症患者无法实施，难以显示出平坦、凹陷性病变等。

从大肠癌筛查方面的诊断准确性来看，根据 Graser 等[2] 的 3T（3 特斯拉）MRC 条件下对腺瘤的敏感性和特异性结果来看，肿瘤直径 6mm 以上为 87%、95%；10mm 以上为 91%、99%；对肿瘤直径 6mm 以上的息肉获得与 CTC 同样良好的效果。但是，对于大肠癌筛查方面是否真正具有实效，还没有大规模的前瞻性研究，现有的证据也并不充分。

结语

本文主要以 CTC 为中心，阐述了其筛查的现状、展望和面临的课题。

CTC 作为大肠癌体检的精查方法之一，已经进入了正式应用阶段。在随机体检中，建议在大肠镜检查和 BE 的基础上，追加 CTC 作为图像诊断的筛查方法。

为了将 CEC 作为大肠癌筛查手段而普及，需要对其诊断正确性、处理能力、并发症进行评估，并且要降低医疗辐射，明确诊断设施的标准，以及落实术前准备方法、拍摄法和读片法的标准化，和完善认证制度（医生、首次读影技师）是目前面临的最大课题。

今后，随着 CTC 的进一步普及，将作为 TCS 的辅助性检查方法正式应用到大肠癌筛查工作中，有望为大幅减少大肠癌死亡率作出贡献。

参考文献

[1] 斎藤博, 金岡繁, 島田剛延, 他. 精密検査の手法として大腸 CT 検査の位置づけおよび必要条件と課題. 日消がん検診誌 54:425–441, 2016

[2] Graser A, Melzer A, Lindner E, et al. Magnetic resonance colonography for the detection of colorectal neoplasia in asymptomatic adults. Gastroenterology 144:743–750, 2013

[3] 大腸ポリープ診療ガイドライン委員会. スクリーニング. 日本消化器病学会(編). 大腸ポリープ診療ガイドライン 2014. 南江堂, pp 7–24, 2014

[4] 平成 16 年度厚生労働省がん研究助成金「がん検診の適切な方法とその評価法の確立に関する研究」班. 有効性評価に基づく大腸がん検診ガイドライン. pp 16–18, 2005

[5] 三宅基隆, 飯沼元. CTC におけるコンピュータ支援検出(CAD). 胃と腸 47:77–86, 2012

[6] 馬嶋健一郎, 永田浩一, 松本啓志. 大腸 CT の読影法「大腸展開像」vs.「仮想内視鏡像」:Pilot study. 日消がん検診誌 53:600–606, 2015

[7] 北川晋二, 水口貴伸, 宮川国久, 他. 平成 26 年度消化器がん検診全国集計. 日消がん検診誌 55:52–83, 2017

[8] 藤原正則, 光島徹, 永田浩一, 他. 大腸がん検診における大腸 3D-CT(CT コロノグラフィ)の有用性の検討. 人間ドック 27:66–72, 2012

[9] 厚生労働省. がん予防重点健康教育及びがん検診実施のための指針について(健発第 0331058 号). http://www.mhlw.go.jp/bunya/kenkou/dl/gan_kenshin02.pdf.（2017 年 5 月 12 日現在).

[10] 阿部太郎, 山野泰穂, 中岡宙子, 他. CT colonography による表面型大腸腫瘍の検討. 胃と腸 47:87–94, 2012

[11] American College of Radiology. ACR-SAR-SCBT-MR practice prameter for the performance of computed tomography (CT) colonography in adults. http://www.acr.org/~/media/ACR/Documents/PGTS/guidelines/CT_Colonography.pdf（2017 年 5 月 12 日現在）

[12] Bellini D, Rengo M, De Cecco CN, et al. Perforation rate in CT colonography：a systematic review of the literature and meta-analysis. Eur Radiol 24:1487–1496, 2014

[13] Iafrate F, Iussich G, Correale L, et al. Adverse events of computed tomography colonography；an Italian National Survey. Dig Liver Dis 45:645–650, 2013

[14] Nagata K, Takabayashi K, Yasuda T, et al. Adverse events during CT colonography for screening, diagnosis, and preoperative staging of colorectal cancer：A Japanese National Survey. Euro Radiol（in press）.

[15] Pickhard PJ, Hanson ME, Vanness DJ, et al. Unsuspected extracolonic findings at screening CT colonography：clinical and economic inpact. Radiology 249:151–159, 2008

[16] Veerappan GR, Ally MR, Choi JH, et al. Extracolonic findings on CT colonography increases yield of colorectal cancer

screening. AJR Am J Roentgenol 195:677-686, 2010

[17] Liedenbaum MH, Bipat S, Bossuyt PM, et al. Evaluation of a standardized CT colonography training program for novice readers. Radiology 258:477-487, 2011

[18] 厚生労働省. 医療スタッフの協働・連携によるチーム医療の推進について(医政発0430第1号). http://www.jshp.or.jp/cont/14/0417-2-2.pdf.(2017年5月12日現在).

[19] Nagata K, Endo S, Honda T, et al. Accuracy of CT colonography for detection of polypoid and nonpolypoid neoplasia by gastroenterologists and radiologists:A nationwide multicenter study in Japan. Am J Gastroenterol 112:163-171, 2017

[20] Lefere P, Silva C, Gryspeerdt S, et al. Teleradiology based CT colonography to screen a population group of a remote island; at average risk for colorectal cancer. Eur J Radiol 82:e262-267, 2013

Summary

Current Situation and Future Perspective of for Colorectal Screening—CT Colonography and MR Colonography

Ryoichi Nozaki[1], Hiromi Arima[2],
Tetsuya Matsumoto, Takayuki Maezaki,
Hidetaka Imuta, Kazutaka Yamada[3]

CTC (computed tomographic colonography) is used to detect colorectal tumors, and the diagnostic accuracy is better for lesions with a diameter of ≥ 6mm, which are targets for screening. For tumors with a diameter of ≥ 10mm, the accuracy is almost the same as that of colonoscopy, which is regarded as the gold standard in colorectal screening. CTC is less invasive, and it has a relatively high diagnostic accuracy rate, making it a useful colorectal screening method. The clinical utility of CTC has been established in the field of colorectal cancer. Moreover, CTC is becoming the preferred pre-operative examination over barium enema X-ray examination. In Japan, CTC will soon be a major part of the work-up examination for organized colorectal cancer screening. Recently, the number of facilities using CTC for opportunistic screening has increased. In order to firmly establish CTC as a screening method, we need to undertake the following tasks: clearly evaluate diagnostic accuracy, determine the processing capacity, identify adverse events, limit the radiation exposure of medical personnel, establish criteria for diagnostic facilities, standardize the pretreatment procedure, develop a method for taking and interpreting images, and establish an accreditation system for doctors and radiological technicians. Currently, there is little interest in trying to incorporate magnetic resonance colonography into the colorectal cancer screening procedure in Japan.

[1] Division of Gastroenterology, Coloproctology Center, Takano Hospital, Kumamoto, Japan

[2] Division of Radiology, Coloproctology Center, Takano Hospital, Kumamoto, Japan

[3] Division of Gastroenterological Surgery, Coloproctology Center, Takano Hospital, Kumamoto, Japan

主题 大肠癌筛查的现状与未来展望

PET/PET-CT

板桥 道朗[1]

前田 文

谷 公孝

松尾 夏来

大木 岳志

小川 真平

井上 雄志

山本 雅一

摘要● PET 检查对大肠癌的诊断价值已被报道，但是因其高成本且辐射等问题，不适合用于针对性体检。PET 检查对高风险肿瘤的敏感性为 15%~16%。对晚期大肠癌的检出率较好，对浸润深度 MP 以上的病变具有较高的阳性预测率，但是对早期癌的诊断较困难，对小的大肠癌诊断敏感性低下。另外，对炎症性癌（colitic cancer）和炎症难以进行鉴别。因此，单独 PET-CT 诊断不适合大肠癌筛查，也没有证据能论证 PET 检查对于减少死亡率的有效性。在 PET-CT 与其他方式相结合的情况下，才有望以低侵袭和低成本，达到早期的、适当的敏感度，并以较低的假阳性率实现筛查流程。

关键词 PET PET-CT 大肠癌 大肠息肉 PET 检查

[1]東京女子医科大学消化器·一般外科 〒162-8666東京都新宿区河田町8-1
E-mail : itabashi.michio@twmu.ac.jp

前言

大肠癌是一种容易聚集 ^{18}F-FDG（fluorodeoxyglucose）的癌性肿瘤，也是 FDG-PET（positron emission tomography）/PET-CT 诊断具有成效的一种疾病。PET 图像相比 CT 及 MRI 的对比度更高，可以一次性大范围检查，但是 PET 单独模式下空间分解能力较低，为了弥补这个不足，通常采用的都是与 CT 相结合的 PET-CT 方式。PET/PET-CT 从 2010 年开始就已经纳入早期胃癌以外的所有恶性肿瘤保险范围，并得到了快速普及。CT 和 MRI 主要是针对形态学变化的诊断方法，而 PET 是以糖代谢这一癌活动性为指标的完全不同的诊断模式，在大肠癌诊疗中，PET-CT 主要应用于术前疾病分期诊断以及术后复发诊断，已经属于一项常规检查。

大肠癌筛查中实施的 PET 检查，主要是充分发挥了对患者身体负担较少，以及一次性能观察全身的 PET-CT 特有的优势。在 PET 检查中发现频率最高的也是大肠癌。

本文将针对 PET 检查在大肠癌筛查中的现状与局限性以及未来展望进行阐述。

适应证与现状

PET-CT 因成本较高及辐射性，不推荐作为对策性检查（居民体检的便潜血检查等）实施。但是，PET-CT 可以一次性检查全身，而且对身体不造成侵袭。另外，也不需要实施类似于灌肠 X 线检查及大肠镜检查必不可少的肠道术前准备，具有显而易见的优势。因此，PET 检查作为随机体检（全面检查等）而广泛应用[1, 2]。PET 检查的名称，很容易被误解为仅采用 PET/PET-CT 方式的检查，其实因其单独模式下存在一定概率的假阴性。因此实际上都是采用"PET/PET-

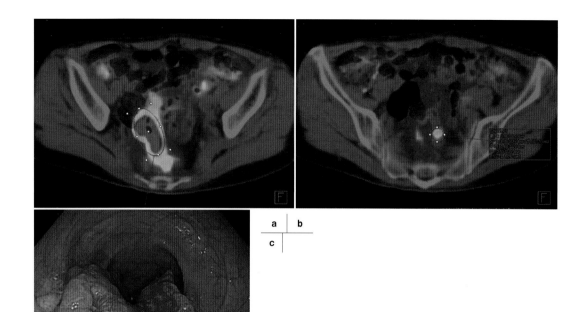

图1 PET-CT 检查中发现的进展期乙状结肠癌

a PET-CT 像，乙状结肠可见 FDG 高聚集（SUVmax11.2）。

b PET-CT 像，疑似所属淋巴结转移（SUVmax3.06）。

c 大肠内镜像，可见 Ⅱ 型大肠癌。

CT 与其他检查方式相结合的组合模式"。日本较多的机构都在使用 PET 检查，但以欧美为中心对 PET 检查的有效性还存在较多质疑。检查的目的是减少死亡率，从这一点来看 PET 检查还缺乏许多有力的依据。对于降低死亡率这一点，被证实具备有效性的只有便潜血检查[3]，高成本的 PET 检查也很难通过临床试验来论证是否有效。

然而，据报道，实际上 PET 检查对大肠癌具有较高的检出率，证明了 PET 对大肠癌筛查的有效性。

日本大规模多中心协作研究结果显示[4]，2006—2009 年，在以 155 456 人为对象的检查中诊断为癌症者 1.23%（1912 人），由 PET/PET-CT 诊断者为 0.96%（1491 人），PET-CT 相比单独 PET 的癌检出率更高（PET-CT，1.05%，PET，0.81%，$P < 0.01$）。检出最多的是大肠癌（396 人）、接着依次是甲状腺癌（353 人）和肺癌（319 人）。良性疾病中最多的是大肠息肉。

目前广泛实施的对策性检查措施——便潜血检查的敏感性论证，采取的是前瞻性临床研究。针对 50~74 岁的无症状者实施二次法便潜血检查，对阳性患者再实施大肠镜检查的 1000 人中有 3.5 人被查出了大肠癌[5]。因为被检测对象的背景不同，因此两种检查法很难直接对比，高成本且有辐射危害的 PET-CT，更适合用在针对高风险群体的筛查中。

诊断性能的局限性

采用 PET/PET-CT 方式对无症状人群实施检查后，高风险肿瘤（包括 10mm 以上腺瘤，或者高级别上皮内瘤变、伴有绒毛成分的腺瘤或癌）的敏感性为 15%~16%[6,7]。PET-CT 对大肠癌具有良好的检出率，但是敏感性根据肿瘤大小不同而不同。大于 21mm 的病变为 96%，对 11mm 以上的病变为 85%，检出率良好，但对于 5mm 以上10mm 以下病变检查率低下，为 36%[8]。影响 PET 灵敏性的主要原因不是肿瘤的面积而是体

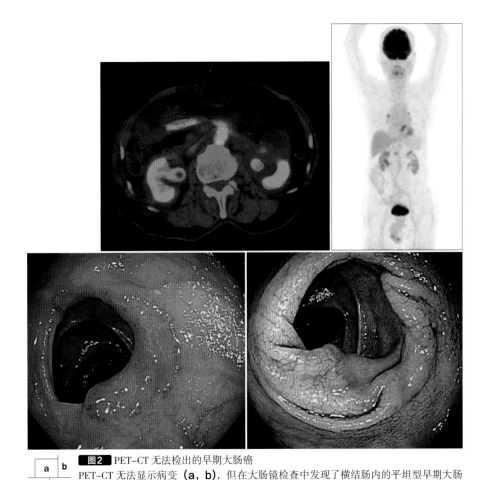

图2 PET-CT 无法检出的早期大肠癌

PET-CT 无法显示病变 **(a，b)**，但在大肠镜检查中发现了横结肠内的平坦型早期大肠癌 **(c，d)**。

积。对于一定程度的进展期癌具有良好的检出率（**图1**），特别是浸润深度 MP 以上的肿瘤具有良好的阳性率[6]。但是对于平坦型早期癌（**图2**）的诊断较困难，可以认为对 20mm 以下的癌敏感性比较低。另外，即使是进展期癌，如果是属于黏液癌，因肿瘤细胞数较少敏感性也会偏低。

另外，具备一定高度的良性息肉病变，用 PET-CT 检查后也可发现 FDG 的聚集。对大肠息肉的敏感性根据体积大小不同，5mm 以下为 21%，10mm 以下为 47%，11mm 以上可提高到 72%，特异性为 84%，而且敏感性受息肉的瘤变程度影响，在低级别瘤变者为 33%，高级别瘤变者为 76%，癌变者为 89%，诊断性能良好[9]。

如果将大肠镜检查作为金标准，PET-CT 对大肠肿瘤性病变的敏感性对肿瘤直径 15mm 以上者为 71.4%，而对 15mm 以下者为 3.3%，高级别瘤变为 71.4%，而低级别瘤变为 0。另外，对于绒毛状腺瘤，即使是平坦型病变（**图3**），对 FDG 的聚集性能也显示良好[10]。但是，对于肿瘤与炎症的鉴别比较困难，在溃疡性大肠炎或克罗恩病并发的炎症性癌（colitic cancer）周围肠管慢性活动性炎症中也会造成 FDG 聚集，此类情况下便无法进行癌症定性诊断（**图4**）。

另外，FDG PET-CT 检查非常依赖于癌的葡萄糖代谢，因此糖尿病患者的肌肉中往往容易聚集 FDG，这样就会导致检查准确性下降，当血糖值超出 1.5~2.0g/L（150~200mg/dL）时就难以诊断。

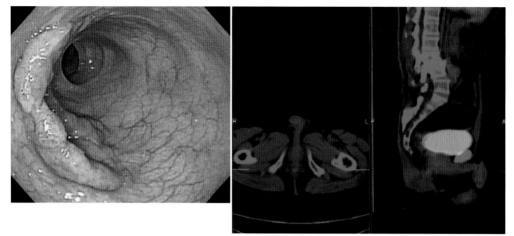

图3 PET-CT 显示的绒毛状腺瘤（M 癌）

a 大肠内镜像，直肠 Rb 发现 1/3 周的绒毛状腺瘤。

b PET-CT 像，该病变为 SUVmax3.02。

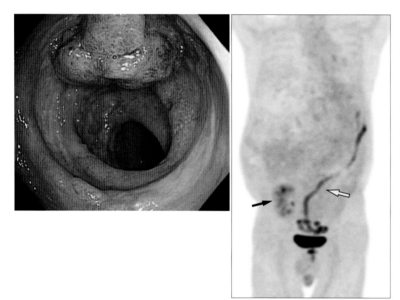

图4 在经过溃疡性大肠炎部位时发现的炎症性癌

a 大肠内镜像。经过观察在乙状结肠中（距肛门 30cm）发现凹凸不规则病变，活检后诊断为癌。

b PET-CT 像。因有溃疡性大肠炎的活动性炎症（黄箭头），无法检出癌性病变，黑箭头为移植肾。

未来展望

PET 检查检出率最高的是大肠癌，虽然不需要术前准备，但是因其高成本和辐射等缺点，并非适用于所有人群。PET-CT 单独的诊断模式不适合作为大肠癌筛查手段。

PET-CT 用于筛查的前提是需要提高其敏感性，并且尽量规避其高成本的缺点，而导致高成本的原因是 FDG 本身价格高，另外检查时间较长，1 台机器只能满足少量人群的检查等。为解决这些问题，需要尽快开发出 FDG 以外的新机型，以及高灵敏度的正电子摄像机等设备。如果能成功开发出类似设备，那么对于目前难以观查到的小型病变也可做到准确诊断。另外，应积极探索 PET-CT 与其他检查相结合的方式，以低负担、低成本，达到早期的、适当的敏感度以及较低的假阳性率实现筛查流程。

结语

　　PET-CT 单独的检查应该说难以带来检查的最终目的——降低死亡率的效果。另外，PET检查受诊人数的需求与 PET/PET-CT 有效性之间还存在较大差距，因此建议将 PET/PET-CT 单独检查的局限性对普通市民做好充分说明，或者结合其他诊断方法一起使用，寻求更为妥当的应用方式。

参考文献

[1] Yasuda S, Ide M, Fujii H, et al. Application of positron emission tomography imaging to cancer screening. Br J Cancer 83:1607–1611, 2000

[2] Sengoku T, Matsumura K, Usami M, et al. Diagnostic accuracy of FDG–PET cancer screening in asymptomatic individuals: use of record linkage from the Osaka Cancer Registry. Int J Clin Oncol 19:989–997, 2014

[3] Lindholm E, Brevinge H, Haglind E. Survival benefit in a randomized clinical trial of fecal occult blood screening for colorectal cancer. Br J Surg 95:1029–1036, 2008

[4] Minamimoto R, Senda M, Jinnouchi S, et al. The current status of an FDG–PET cancer screening program in Japan, based on a 4–year(2006–2009)nationwide survey. Ann Nucl Med 27: 46–57, 2013

[5] Telford J, Gentile L, Gondara L, et al. Performance of a quantitative fecal immunochemical test in a colorectal cancer screening pilot program: a prospective cohort study. CMAJ Open 4:E668–673, 2016

[6] Sekiguchi M, Kakugawa Y, Terauchi T, et al. Sensitivity of 2-[^{18}F]fluoro-2-deoxyglucose positron emission tomography for advanced colorectal neoplasms: a large–scale analysis of 7505 asymptomatic screening individuals. J Gastroenterol 51: 1122–1132, 2016

[7] Huang SW, Hsu CM, Jeng WJ, et al. A comparison of positron emission tomography and colonoscopy for the detection of advanced colorectal neoplasms in subjects undergoing a health check–up. PLoS One 8: e69111

[8] Hirakawa T, Kato J, Okumura Y, et al. Detectability of colorectal neoplasia with fluorine–18–2–fluoro–2–deoxy–D–glucose positron emission tomography and computed tomography(FDG–PET/CCT). J Gastroenterol 47:127–135, 2012

[9] van Kouwen MC, Nagengast FM, Jansen JB, et al. 2-(^{18}F)-fluoro– 2–deoxy–D–glucose positron emission tomography detects clinical relevant adenomas of the colon: a prospective study. J Clin Oncol 23:3713–3717, 2005

[10] Arslan N, Dehdashti F, Siegel BA. FDG uptake in colonic villous adenomas Ann Nucl Med 19:331-334, 2005

Summary

Fluorodeoxyglucose Positron Emission Tomography (FDG PET/CT) for Colorectal Cancer Screening

Michio Itabashi[1], Fumi Maeda, Kimitaka Tani, Natsuki Matsuo, Takeshi Ohki, Shinpei Ogawa, Yuji Inoue, Masakazu Yamamoto

The effectiveness of FDG PET/CT in screening for colorectal cancer has been reported, but its use is inappropriate owing to the radiation exposure and high cost associated with it. The sensitivity of PET for advanced neoplasms is 15%-16%. PET/CT can detect advanced colorectal cancer well, but it has some limitations with respect to the tumor volume and background. Detection of small lesion and differentiation to cancer from inflammation are sometimes difficult.

Therefore, diagnosis with PET/CT is inappropriate in case of colorectal cancer. PET/CT screening has not reduced the mortality rate of the colorectal cancer. It is necessary to establish an effective screening program including PET/CT.

[1] Institute of Gastroenterology, Tokyo Women's Medical University, Tokyo

主题　大肠癌筛查的现状与未来展望

大肠癌筛查及随访时间

——基于 JPS 结果

堀田 欣一 [1]

松田 尚久 [2, 3]

藤井 隆广 [4]

佐野 宁 [5]

工藤 进英 [6]

尾田 恭 [7]

池松 弘朗 [8]

小林 望 [9]

谷口 浩和 [10]

斎藤 丰 [3]

摘要●虽然全大肠镜检查（TCS）对大肠癌筛查的随机对照研究（RCT）结果并未证明其能降低大肠癌死亡率，但是从高精准的对照研究结果来看，有望起到降低死亡率的效果。美国建议将 TCS 作为筛查方法使用，在无息肉的情况下建议检查间隔为 10 年。目前，国际上都在以 TCS 作为研究手段，以大肠癌死亡为终点，开展 RCT，最终结果还在期待中。另外，针对息肉患者的随访，欧美国家的指南中并未作出明确的间隔时间设定。在日本，如何通过日本国家息肉管理项目（Japan polyp study，JPS）等基于日本人的研究数据来设定随访时间，是我们面临的课题。

关键词　大肠癌　大肠息肉　筛查　随访

[1]静冈県立静冈がんセンター内視鏡科　〒411-8777静冈県駿東郡長泉町下長窪 1007　E-mail：k.hotta@scchr.jp
[2]国立がん研究センター社会と健康研究センター検診開発研究部
[3]国立がん研究センター中央病院内視鏡科
[4]藤井隆広クリニック
[5]佐野病院消化器センター
[6]昭和大学横浜市北部病院消化器センター
[7]尾田胃腸内科・内科
[8]国立がん研究センター東病院消化管内視鏡科
[9]栃木県立がんセンター消化器内科
[10]国立がん研究センター中央病院病理科

前言

为降低大肠癌的死亡率，在以大肠癌死亡为终点而设计的随机对照研究（randomized controlled trial，RCT）中，要求运用筛查程序作为验证其有效性的检查方法。当筛查结果发现大肠息肉（主要是腺瘤）或大肠癌时，那么就需要根据风险设置适当的复查时间。结果为阴性的，则继续随访，但是经过首次检查之后，下次进行适当的检查间隔时间有所不同。本文主要针对内镜筛查的间隔时间，以及大肠息肉切除后的随访时

间加以阐述。

大肠癌筛查的间隔时间

大肠癌筛查主要是针对无症状的平均风险对象者施行。目前为止，通过 RCT 证实可降低大肠癌死亡率的检查方法只有便潜血反应（愈创木酚法）[1-3]和乙状结肠镜[4, 5]。关于全大肠镜检查（total colonoscopy，TCS），从高精度、大样本的随机对照研究结果来看，具备了可降低大肠癌死亡率的依据[6, 7]。

在采用便潜血检查的筛查间隔时间方面，许

多国家都采用 1~2 年的标准[8]。日本自从引进免疫便潜血检查方法后，就以 1 年间隔为标准[9]。

在 2012 年美国多学会工作组（Multi-Society Task Forcez）制订的指南中，对于首次筛查 TCS 时"无息肉"或"仅有左半大肠 10mm 以下的增生息肉"的人群，推荐筛查的间隔时间为 10 年[10]，前提条件是肠道准备良好。但是对于有 60 岁以下的一级亲属（父母、兄弟、子女）患大肠癌的人群，建议每 5 年检查 1 次。间隔 10 年复查的依据是，如果首次 TCS 时无息肉，随访时高风险肿瘤（advanced neoplasia）的发生率比普通筛查 TCS 者低（1.3%~2.4%vs4%~10%），并且大肠癌患病风险低[10]。

上述指南公布后，对从美国国家内镜数据库（National Endoscopic Database）分析结果得到的 147 375 例结肠镜检查阴性（negative colonoscopy, negative CS）者实施了 10 年的随访观察，5 年之内约一半人群接受了 TCS 随访。筛查间隔 1~5 年与 5~10 年相比，10mm 以上息肉的发生率在肠道准备良好的情况下分别为 3.1% 与 3.7%，没有显著差别，因此报道称 5 年以内再次接受筛查的收益率较低，再一次强调了指南的合理性[11]。另外，在检查阴性后关于大肠癌患病率的大数据队列研究结果显示，相对于普通人口，检查阴性者能维持长达 10 年以上低水平的大肠癌患病率，但对右侧大肠的预防效果比左侧大肠差[12, 13]。

另一方面，最近成为被关注话题的间期癌（interval cancer）及大肠镜后大肠癌（post colonoscopy colorectal cancer, PCCRC）方面的报道，导致上述问题的原因主要有漏诊癌、不完整检查（未到达盲肠、术前准备不佳）、内镜治疗后残留部位复发、快速发育癌等[14]。另外，风险因素主要包括高伴发疾病指数、高龄、女性、大肠癌家族史、腺瘤既往史、大肠憩室、息肉摘除后、CpG 岛甲基化表型（CpG island methylator phenotype, CIMP）阳性/微卫星不稳定性（microsatellite instability, MSI）高、非消化专业医生、非教育设施等[15]。

一般我们不会仅采用 TCS 作为筛查手段，

而且在日本 TCS 也并未作为对策性检查使用，如果检查阴性后要间隔 10 年以上，估计很难得到认可。另外，日本早于欧美很多年就开始关注凹陷型大肠癌（de novo cancer），并累积了大量的经验，对于其从发生后短期内即可发展到浸润癌的特点非常了解[16]。目前，对于预测和规避凹陷型大肠癌发生风险还比较困难，因此，间隔 10 年筛查难以被接受，关于这一问题，今后需要结合日本的现状以及相关知识，进一步探索解决对策。另外，目前，包括日本的 Akita study 在内，有多项以便潜血检查作为对照组并采用 TCS 有关大肠癌筛查的 RCT 研究正在进行中，我们期待它们的结果[17, 18]。

大肠息肉切除后的监控

主要是指针对大肠癌高风险群体实施的监控。既往有大肠腺瘤病史的患者比无既往史者具有较高的大肠癌风险，大肠息肉切除后的 TCS 也相当于进行了监控。

美国在 1993 年公布了为研究大肠息肉切除后检查间隔而实施的国家息肉管理项目（national polyp study, NPS）结果。

在无大肠息肉切除史和大肠癌既往史并实施 TCS 的患者中，对有一个以上息肉，并且所有息肉都已切除的患者为对象的 1 418 人，获得知情同意后，随机分为 1 年和 3 年后做 2 次检查，和 3 年后做 1 次检查两组。结果显示，具有大肠癌前病变性质的高风险（advanced pathological features）病变（肿瘤直径 > 10mm，高度异型腺瘤，癌）的检出率，在 2 次检查组和 1 次检查组均为 3.3%，两者的相对危险度（relative risk: 1.0, 95%Cl: 0.5~2.2）相等[19]。

该结果显示，大肠息肉内镜切除后的随访观察设为间隔 3 年比较合适。后来的长期队列研究结果显示，与普通人群相比，通过切除大肠息肉可使大肠癌累计患病率减少 76%~90%[20]。并且，2012 年一项 15.8 年的长期随访观察显示，大肠癌死亡率比普通人群下降了 53%[6]。

表1 美国多学会工作组（Multi-Society Task Force）指南（2012）建议的监控时间

首次内镜所见	建议检查间隔（年）
无息肉	10
小的（<10mm）直肠或乙状结肠增生性息肉	10
1~2个小的（<10mm）管状腺瘤	5~10
3~10个管状腺瘤	3
>10腺瘤	<3
1个或1个以上管状腺瘤≥10mm	3
1个或1个以上绒毛状腺瘤	3
腺瘤伴高度不典型增生	3
锯齿状病变	
无蒂锯齿状息肉<10mm 无异型增生	5
无蒂锯齿状息肉≥10mm 或无蒂锯齿状息肉伴 　　不典型增生或传统锯齿状腺瘤	3
锯齿状息肉病综合征	1

表2 欧洲ESGE指南（2013）建议的监控时间

首次内镜所见		建议检查间隔（年）
低风险	1~2个管状腺瘤（<10mm）伴低度发育不良	10
高风险	腺瘤伴绒毛组织或高度不典型增生或大小≥10mm，或数量≥3个腺瘤	3

在美国多学会工作组（Multi-Society Task Force）的大肠息肉监控指南（2012年版）（**表1**）中[10]，关于对腺瘤性息肉切除后的监控给出的建议是，1~2个腺瘤（<10mm，低风险）者间隔5~10年；3~10个腺瘤，且至少其中1个腺瘤≥10mm，或至少1个为绒毛状腺瘤，或高异型度腺瘤（高风险）者3年后实施TCS；10个以上腺瘤（最高风险）者建议3年以内实施TCS。最新版中还加入了锯齿状病变的相关内容。

而在欧洲的ESGE（European Society of Gastrointestinal Endoscopy）指南[21]（**表2**）中，建议1~2个腺瘤（<10mm，低风险）者间隔10年；3个以上腺瘤或至少1个腺瘤≥10mm，或至少1个为绒毛状腺瘤，或高异型度腺瘤（高风险）

者，建议3年后复查；对于锯齿状息肉≤10mm且无瘤变者与低风险同样；>10mm或有瘤变者与高风险同样对待；另外，腺瘤10个以上或伴有锯齿状息肉病综合征（serrated polyposis syndrome）者，建议进行基因检测。

日本国家息肉管理项目（Japan polyp study, JPS）工作组由11家机构组成，从2003年2月开始了RCT研究[22]（**图1**）。该研究主要目的是对大肠肿瘤内镜切除术后的人群设定适当的随访时间。当时，还特别注重了凹陷型肿瘤的高精度分析。对象为40~69岁的一般风险-高风险群体。方法是每年实施1次TCS，共2年，所有发现的大肠上皮性肿瘤都在内镜下切除（Clean Colon化，大肠净化），然后根据TCS结果，将研

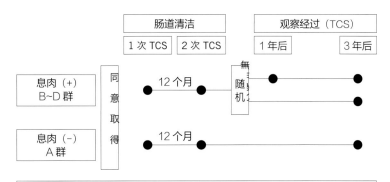

图1 JPS 的试验设计

A 群：既往在第 1 次和第 2 次 TCS 中未发现腺瘤性息肉
B 群：既往在第 1 次和第 2 次 TCS 中发现 < 5mm 的腺瘤性息肉
C 群：既往在第 1 次和第 2 次 TCS 中发现 ≥ 5mm 的腺瘤性息肉
D 群：既往在第 1 次和第 2 次 TCS 中发现黏膜内癌

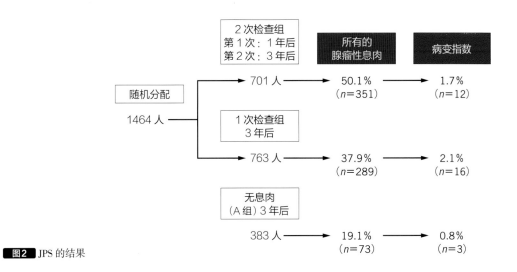

图2 JPS 的结果

究对象按照不同风险分为 A 组（无腺瘤性息肉）、B 组 ~D 组（有腺瘤性息肉）。参加人员 3926 人，随机分配为 2 次检查组（1 年后，3 年后检查人群）1087 名，1 次检查组（仅 3 年后检查人群）1079 名，并通过 TCS 方法随访，观察经过。研究终点为 IL（index lesion，10mm 以上腺瘤，高度异型腺瘤，癌）的发现率。

试验设计上与 NPS 的不同之处是：在首次 TCS 1 年后，全体人员都经过第 2 次 TCS，然后再进行随机分组。这是因为，在 JPS 参与机构前期所做的回顾性分析结果显示，浸润癌在 3 年之内的发生率已经高到不可忽略的程度[23]。另外，JPS 还增设了 NPS 中未设定的 A 群对照组。最

终结果，2 次检查组中 701 人，1 次检查组中 763 人按照设计方案完成了随访检查。从分组后病变检查率看，全腺瘤性息肉检出率在 2 次检查组中明显升高（50.1%vs37.9%），不过，研究终点的 IL 情况两组之间无差异，证明了非劣效性（1.7%vs2.1%）[24]（图 2）。由此看来，在 2 次 TCS 检查以及大肠干净化之后，肠镜复查至少可以间隔 3 年。

另外，从随机分配后发现的 IL 情况来看，肿瘤发生部位在右半结肠为 13 例，左半结肠为 11 例，直肠为 5 例。在肉眼形态方面，18 例（62%）为浅表型肿瘤（flatand depressed），并且其中 15 例（83%）为 LST-NG（laterally spreading tumor, non-granular type)。因此，在大肠干净化之后发生的 IL 中最主要的是右半结肠的 LST-NG。该结论与欧美的间期癌（interval cancer）报告中提到的右半大肠比左半大肠发生率高的结果具有一致性[15]。

结语

今后，日本会将大肠镜检查作为大肠癌筛查项目的手段使用，对此，需要进一步完善符合日本现状的筛查时间以及息肉切除后的随访间隔时间，制订其流程和指南。因此，需要有更多的以 JPS 为主的针对日本人的高度严谨的临床试验依据。

参考文献

[1] Hardcastle JD, Chamberlain JO, Robinson MH, et al. Randomised controlled trial of faecal-occult-blood screening for colorectal cancer. Lancet 348:1472-1477, 1996

[2] Mandel JS, Bond JH, Church TR, et al. Reducing mortality from colorectal cancer by screening for fecal occult blood. Minnesota Colon Cancer Control Study. N Engl J Med 328:1365-1371, 1993

[3] Shaukat A, Mongin SJ, Geisser MS, et al. Long-term mortality after screening for colorectal cancer. N Engl J Med 369:1106-1114, 2013

[4] Atkin WS, Edwards R, Kralj-Hans I, et al. Once-only flexible sigmoidoscopy screening in prevention of colorectal cancer:a multicentre randomised controlled trial. Lancet 375:1624-1633, 2010

[5] Schoen RE, Pinsky PF, Weissfeld JL, et al. Colorectal-cancer incidence and mortality with screening flexible sigmoidoscopy. N Engl J Med 366:2345-2357, 2012

[6] Zauber AG, Winawer SJ, O'Brien MJ, et al. Colonoscopic polypectomy and long-term prevention of colorectal-cancer deaths. N Engl J Med 366:687-696, 2012

[7] Nishihara R, Wu K, Lochhead P, et al. Long-term colorectal-cancer incidence and mortality after lower endoscopy. N Engl J Med 369:1095-1105, 2013

[8] Benson VS, Atkin WS, Green J, et al. Toward standardizing and reporting colorectal cancer screening indicators on an international level:The International Colorectal Cancer Screening Network. Int J Cancer 130:2961-2973, 2012

[9] Saito H. Colorectal cancer screening using immunochemical faecal occult blood testing in Japan. J Med Screen 13(Suppl 1):S6-7, 2006

[10] Lieberman DA, Rex DK, Winawer SJ, et al. Guidelines for colonoscopy surveillance after screening and polypectomy:a consensus update by the US Multi-Society Task Force on Colorectal Cancer. Gastroenterology 143:844-857, 2012

[11] Lieberman DA, Holub JL, Morris CD, et al. Low rate of large polyps(>9mm)within 10 years after an adequate baseline colonoscopy with no polyps. Gastroenterology 147:343-350, 2014

[12] Singh H, Turner D, Xue L, et al. Risk of developing colorectal cancer following a negative colonoscopy examination:evidence for a 10-year interval between colonoscopies. JAMA 295:2366-2373, 2006

[13] Lakoff J, Paszat LF, Saskin R, et al. Risk of developing proximal versus distal colorectal cancer after a negative colonoscopy:a population-based study. Clin Gastroenterol Hepatol 6:1117-1121, 2008

[14] le Clercq CM, Bouwens MW, Rondagh EJ, et al. Postcolonoscopy colorectal cancers are preventable:a population-based study. Gut 63:957-963, 2014

[15] Singh S, Singh PP, Murad MH, et al. Prevalence, risk factors, and outcomes of interval colorectal cancers:a systematic review and meta-analysis. Am J Gastroenterol 109:1375-1389, 2014

[16] 工藤進英. 早期大腸癌—平坦·陥凹型へのアプローチ. 医学書院, 1993

[17] Quintero E, Castells A, Bujanda L, et al. Colonoscopy versus fecal immunochemical testing in colorectal-cancer screening. N Engl J Med 366:697-706, 2012

[18] 工藤進英, 児玉健太. 大腸がん検診における内視鏡の役割—Akita studyを中心に. 日消誌 111:495-499, 2014

[19] Winawer SJ, Zauber AG, O'Brien MJ, et al. Randomized comparison of surveillance intervals after colonoscopic removal of newly diagnosed adenomatous polyps. The National Polyp Study Workgroup. N Engl J Med 328:901-906, 1993

[20] Winawer SJ, Zauber AG, Ho MN, et al. Prevention of colorectal cancer by colonoscopic polypectomy. The National Polyp Study Workgroup. N Engl J Med 329:1977-1981, 1993

[21] Hassan C, Quintero E, Dumonceau JM, et al. Post-polypectomy colonoscopy surveillance:European Society of Gastrointestinal Endoscopy(ESGE)Guideline. Endoscopy 45:842-851, 2013

[22] Sano Y, Fujii T, Matsuda T, et al. Study design and patient recruitment for the Japan Polyp Study. Open Access J Clin Trials 6:37-44, 2014

[23] Matsuda T, Fujii T, Sano Y, et al. Five-year incidence of advanced neoplasia after initial colonoscopy in Japan:a multicenter retrospective cohort study. Jpn J Clin Oncol 39:435-442, 2009

[24] Matsuda T, Fujii T, Sano Y, et al. Randomized comparison of surveillance intervals after colonoscopic removal of adenomatous polyps:Results from the Japan Polyp Study(DDW abstract.) Gastroenterology 146:S161-162, 2014

Summary

Intervals in Colorectal Cancer Screening and Surveillance after Polypectomy —Results from the Japan Polyp Study

Kinichi Hotta[1], Takahisa Matsuda[2, 3], Takahiro Fujii[4], Yasushi Sano[5], Shin-ei Kudo[6], Yasushi Oda[7], Hiroaki Ikematsu[8], Nozomu Kobayashi[9], Hirokazu Taniguchi[10], Yutaka Saito[3]

RCTs (Randomized controlled trials) have not revealed a role of colonoscopy in preventing CRC (colorectal cancer)related deaths. However, large-scale cohort studies have provided strong evidences regarding the effectiveness of colonoscopy in preventing CRC-related deaths. In the United States, colonoscopy is recommended as one of the screening tests for CRC, and an interval of 10 years is suggested after a negative colonoscopy. There have been some recent promising on-going RCTs of screening using colonoscopy, with CRC-related deaths as the primary endpoint. In western countries, surveillance guidelines after polyp removal were published according to the stratification of individual risks. Therefore, creating a Japanese surveillance guideline, such as that by the Japan Polyp Study, on the basis of evidences from clinical trials that include Japanese patients is important.

[1] Division of Endoscopy, Shizuoka Cancer Center, Shizuoka, Japan
[2] Division of Screening Technology, Center for Public Health Sciences, National Cancer Center, Tokyo
[3] Endoscopy Division, National Cancer Center Hospital, Tokyo
[4] TF Clinic, Tokyo
[5] GI Center, Sano Hospital, Kobe, Japan
[6] Digestive Disease Center, Showa University, Northern Yokohama Hospital, Yokaohama, Japan
[7] Oda Clinic, Kumamoto, Japan
[8] Division of Endoscopy, National Cancer Center Hospital East, Kashiwa, Japan
[9] Division of Gastroenterology, Tochigi Cancer Center, Utsunomiya, Japan
[10] Pathology and Clinical Laboratory Division, National Cancer Center Hospital, Tokyo

主题研究

便中遗传基因、生物标志物检测

山本 英一郎[1, 2]

原田 拓[2, 3]

山野 泰穂[1]

铃木 拓[2]

仲濑 裕志[1]

摘要●早期发现对减少大肠癌死亡率很重要。目前免疫学便潜血反应检查（fecal immunochemical test, FIT）已经作为大肠癌的筛查检查得到普及，但还需要进一步开发精度更高以及非身体侵袭性的筛查方法。截至目前，已经有多项研究成果报道称采用便中遗传基因标志物的便检测对于早期发现大肠癌具有积极意义。另外，据称多种标志物组合后，可以得到比FIT更高的灵敏度。未来，将有望开发出更便捷、更高精度的检查方法，降低检查成本，让便中遗传基因检测得到实际应用。

关键词 便中DNA 甲基化 大肠癌 遗传基因变异

[1]札幌医科大学医学部消化器内科学讲座
〒060-8556札幌市中央区南1条西17丁目 E-mail : e.yamamoto@sapmed.ac.jp
[2]同 分子生物学讲座
[3]手稻溪仁会病院消化器病センター

前言

大肠癌在早期发现的情况下可以很高概率得到根治。因此，早期发现是减少大肠癌死亡率的重要因素，但是早期大肠癌基本上无任何自觉症状。为此，体检等的筛查检查对于早期发现来说非常有效。目前，已经确定的大肠癌筛查项目为便潜血检查（fecal immunochemical test, FIT），对于FIT阳性患者，一般会实施全大肠内镜检查等二次精密检查。但是，在FIT阴性的情况下，存在二次检查受诊率偏低的问题。

便中遗传基因标志物的检测，有望作为低侵袭性且高精度的筛查方法普及。本文将围绕采用便中遗传基因标志物的大肠癌筛查现状与未来，结合笔者等的研究结果进行介绍。

大肠癌的遗传基因异常

当APC（约80%）、KRAS（约40%）、p53（约60%）遗传基因这一类癌相关基因发生阶段性变异到一定程度后，即会诱发大肠癌。近年来的研究表明，从锯齿状病变转为癌的锯齿状通路（serrated neoplastic pathway）中，BRAF变异概率偏高，而APC、KRAS、p53遗传基因变异频率较低。

表观遗传的遗传基因异常，特别是癌抑制遗传基因的启动子CpG岛的高甲基化也对致癌起到了重要作用，据报道，在大肠癌中经常能遇到各种癌抑制基因的甲基化异常情况。但是，发生频率及引起甲基化异常的阶段因不同基因而存在较大区别。在80%以上的大肠癌中，既有甲基化异常的基因，又有类似于MLH1般仅10%~20%程度BRAF变异的大肠癌特有的甲基化遗传基因。

便中DNA

大肠癌的黏液层中已知存在较多已脱落的

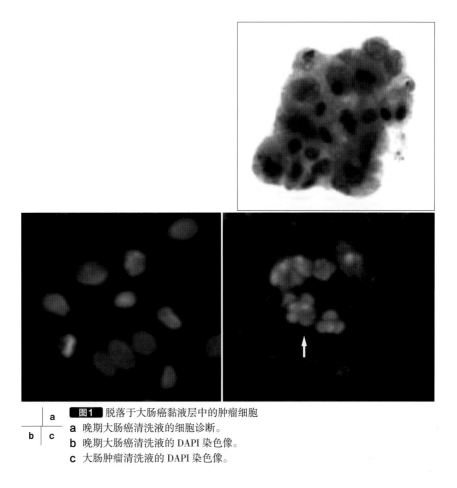

图1 脱落于大肠癌黏液层中的肿瘤细胞

a 晚期大肠癌清洗液的细胞诊断。

b 晚期大肠癌清洗液的DAPI染色像。

c 大肠肿瘤清洗液的DAPI染色像。

肿瘤细胞[1]。笔者等[2]也通过大肠内镜接近肿瘤，从清洁肿瘤表面后获得的清洗液中成功对大肠癌进行了细胞诊断（**图1a**）。类似于这种抽取便中肿瘤细胞因子的DNA，并检测大肠癌常见的遗传基因异常的方法，已经逐渐被作为全新的大肠癌筛查方法而得到关注。另一方面，从便中得到的DNA，基本上都是来自于细菌，并且需要从这些细菌中检测出微量的来自于大肠癌组织的DNA相当困难。

采用便中遗传基因标志物的大肠癌筛查

想要做好生化标志物的临床应用，就必须掌握能高速且大量、准确化处理的分析技术。

*APC*遗传基因在大肠癌下会发生高频率的变异性，因此非常适合作为标志物。但是，*APC*遗传基因的变异会在各种不同的地方产生，要分析所有编码区的成本和时间偏高，不具备实用性。*KRAS*遗传基因一般仅在密码子12、13的地方产生变异，但半数以上的*KRAS*野生变异型大肠癌无法检测出来。

为此，能关注的就只剩下在大部分大肠癌中发现的DNA甲基化异常。其原因包括：① DNA甲基化只需要分析启动子领域CpG岛即可[2]；② 有类似于MSP（methylation specific PCR）法及methylight法的简便且高灵敏度的方法。单独的标志物可通过*Vimentin*（灵敏度46%、特异度90%）、*SFRP2*（灵敏度77%、特异度77%）、*TFPI2*

（灵敏度79%、特异度93%）等检测到大肠癌[3-5]。

但是，便中DNA检查对于癌前病变无法取得太好的数据，*TFPI2*在几乎所有的腺瘤中被甲基化，灵敏度只有20%左右的低值[5]。笔者等[2]为观察黏液层的肿瘤细胞状态，实施了DAPI（4', 6-diamidino-2-phenylindole）染色。其结果显示，来自晚期癌的细胞并未表现出核裂片化状态，代表癌细胞仍然存活于黏液中（**图1b**）。另一方面，腺瘤、黏膜内癌出现核裂变现象（**图1c**），出现细胞死亡。从上述现象来看，推测腺瘤难以通过便中DNA检测到。

目前为止，尝试过多个标志物组合，以及全新的分析方法来提高检测精度，并且出具了采用多个遗传基因标志物（*KRAS*变异、*NDRG4*甲基化、*BMP4*甲基化）的便中DNA检测与FIG下大肠癌与advanced precancerous lesion的诊断精度作比较的研究成果报告[6]。Advanced precancerous lesion包括出现肿瘤直径10mm以上或villous component或high grade dysplasia型病理组织像的腺瘤，以及10mm以上的锯齿状息肉。在针对9989人的平均大肠癌风险患者为对象实施内镜检查后，鉴定65例大肠癌、754例的advanced precancerous lesion。

对于大肠癌的便中DNA检查灵敏度92.3%而言，FIT的灵敏度为73.8%。advanced precancerous lesion以便中DNA检查方式的灵敏度在42.4%，而FIT的灵敏度为23.8%。两者均为便中DNA检查比FIT的灵敏度更优异。但是从特异度来看，相对于FIT的94.9%，便中DNA检查只有86.6%，比FIT的假阳性率更高。另外，针对便中DNA检查阳性病例分为知道便中DNA检查为阳性的医生群体和不知道的医生群体，分别实施内镜检查，并对两者的诊断效果进行了对比研究。

知道便中DNA检查结果为阳性的群体，相比不知道的群体，更能较多发现癌前病变，可见便中DNA检查阳性的提前告知信息，对提高诊断效果具有一定的积极意义[7]。便中DNA检查虽然已经得到了美国食品药品监督局（food and drug administration，FDA）的认可，但因其费用较高，还难以普及化。

通过肠道清洗液的甲基化检测来鉴别大肠癌的诊断方法

笔者等[8]在大肠内镜检查时，将作为前处理药服用并排泄的经口肠道清洗液，从直肠回收后，对其中含有的DNA甲基化进行检测，并对其大肠癌诊断方法的实用性进行了研究。其结果显示，相比粪便，肠道清洗液更可有效抽取出来自于肿瘤细胞的DNA。其原因之一，很大程度是因为清除了肠内细菌等非人类DNA的缘故。以实施全大肠内镜检查的506个案例（其中包括大肠癌55个）为对象，采用将3种遗传基因（*miR-124*、*LOC386758*、*SFRP1*）甲基化数字化的诊断模板（M-score 0~3分）研究结果来看，可以获得较高的癌检测效果［灵敏度82%、特异度79%、AUC（area under the curve）0.834］。另外，得分越高的，癌症病例频率也越高。

接下来，对其他大肠癌筛查方法的辅助性检查也实施了有效性验证。在实施349个FIT案例中，分别分为FIT阳性群（大肠癌15个）与FIT阴性群（大肠癌3个）进行论证。FIT阳性群体以M-score的cutoff值设为1，15个案例中的13个能检测出大肠癌。未能检测出的2个的原因是回收的DNA量不充分，调高DNA回收量后有望同样做到准确检测。另一方面，FIT阴性群以M-score的cutoff值为2，全大肠癌症病例均可以检测（**表1**）。另外，在大肠癌症病例中，也经历了CT colonography中显示为小息肉，但是因M-score为高值而疑似存在大肠癌的情况。综上所述，肠道清洗液的甲基化检查可以作为需要FIT及经口肠道清洗的CT colonography等传统大肠癌诊断法的辅助方法使用。

未来展望

作为大肠癌筛查的便中DNA检查，有很多报道验证了其有效性，未来也许能作为一次筛查普及。但最大的问题是费用与效果能否得当。为

表1 FIT 与肠道清洗液甲基化检查的组合

M-score	全病例数（例）	大肠癌症（例）	灵敏度	特异度
FIT 阴性群				
0	102	0		
1	54	0	1.000	0.537
2	25	1	1.000	0.821
3	12	2	0.667	0.947
FIT 阳性群				
0	82	2		
1	43	5	0.857	0.563
2	12	5	0.500	0.831
3	19	2	0.143	0.880

FIT：粪便免疫化学检验。

此，随着技术的进步和升级，未来有望开发出更为简便和经济的组合。

参考文献

[1] Osborn NK, Ahlquist DA. Stool screening for colorectal cancer：molecular approaches. Gastroenterology 128:192–206, 2005

[2] Kamimae S, Yamamoto E, Yamano HO, et al. Epigenetic alteration of DNA in mucosal wash fluid predicts invasiveness of colorectal tumors. Cancer Prev Res(Phila) 4;674–683, 2011

[3] Muller HM, Oberwalder M, Fiegl H, et al. Methylation changes in faecal DNA：a marker for colorectal cancer screening? Lancet 363:1283–1285, 2004

[4] Chen WD, Han ZJ, Skoletsky J, et al. Detection in fecal DNA of colon cancer–specific methylation of the nonexpressed vimentin gene. J Natl Cancer Inst 97:1124–1132, 2005

[5] Glockner SC, Dhir M, Yi JM, et al. Methylation of TFPI2 in stool DNA：a potential novel biomarker for the detection of colorectal cancer. Cancer Res 69:4691–4699, 2009

[6] Imperiale TF, Ransohoff DF, Itzkowitz SH. Multitarget stool DNA testing for colorectal–cancer screening. N Engl J Med 371:187–188, 2014

[7] Johnson DH, Kisiel JB, Burger KN, et al. Multitarget stool DNA test：clinical performance and impact on yield and quality of colonoscopy for colorectal cancer screening. Gastrointest Endosc 85:657–665, 2017

[8] Harada T, Yamamoto E, Yamano HO, et al. Analysis of DNA methylation in bowel lavage fluid for detection of colorectal cancer. Cancer Prev Res(Phila) 7:1002–1010, 2014

Summary

Stool DNA Biomarkers for Colorectal Cancer Screening

Eiichiro Yamamoto[1, 2], Taku Harada[2, 3], Hiro-o Yamano[1], Hiromu Suzuki[2], Hiroshi Nakase[1]

Early detection and resection of colorectal tumors have important implications on reducing CRC (colorectal cancer)-related deaths. Although FIT (fecal immunochemical test) is currently widely used for CRC screening, establishing a more accurate and noninvasive method is desirable. Many studies have reported that stool DNA tests are useful for early detection of CRC. Furthermore, multitarget stool DNA test was reported to show higher sensitivity than FIT. Further technical refinements, including cost reduction, lead to the prevalence of stool DNA test.

[1] Department of Gastroenterology and Hepatology, Sapporo Medical University, Sapporo, Japan
[2] Department of Molecular Biology, Sapporo Medical University, Sapporo, Japan
[3] Center for Gastroenterology, Teine-Keijinkai Hospital, Sapporo, Japan

会议纪要

广角内镜（extra-wide-angle-view colonoscope）的开发与有效性

浦冈 俊夫 [1, 2]

田中 信治 [3]

松本 主之 [4]

斋藤 丰 [5]

斋藤 彰一 [6]

松田 尚久 [5, 7]

冈 志郎 [3]

森山 智彦 [8]

绪方 晴彦 [9]

矢作 直久 [2]

石川 秀树 [10]

田尻 久雄 [11]

摘要●目前，大肠镜检查已经成为大肠癌筛查的金标准，但另一方面，对于癌前病变腺瘤的发现率却还未达到 100%。其理由之一是大肠特有的皱襞、弯曲部位等解剖学方面的原因，而该原因有望可以通过放大内镜视野角度得到解决。奥林巴斯公司目前正在开发一种广角内镜（extra-wide-angle-view colonoscope），在内镜前端同时搭载原有的直视镜头和可获得侧后方视野的全景镜头，并且两者的图像可以呈现在同一个显示器上。该内镜有望作为大肠癌筛查为目的的使用，同时还可不断改善和提高以此为原型的内镜的操作性和画质。

| 关键词 | 大肠镜　广角内镜　ADR（adenoma detection rate）大肠腺瘤　大肠癌 |

[1]国立病院機構東京医療センター消化器科
　〒152-8902 東京都目黒区東が丘 2 丁目 5-1
[2]慶應義塾大学医学部腫瘍センター低侵襲療法研究開発部門
[3]広島大学病院内視鏡診療科
[4]岩手医科大学医学部内科学講座消化器内科消化管分野
[5]国立がん研究センター中央病院内視鏡科
[6]がん研有明病院消化器内科
[7]国立がん研究センター中央病院検診センター
[8]九州大学大学院医学研究院病態機能内科学
[9]慶應義塾大学医学部内視鏡センター
[10]京都府立医科大学分子標的癌予防医学
[11]東京慈恵会医科大学先進内視鏡治療研究講座

前言

内镜在大肠癌筛查中的作用非常重要，目前，作为发现病变的检查手段，大肠镜检查已据有金标准的地位。因为有证据表明，早期发现癌前病变的大肠腺瘤并且内镜下切除，可直接降低大肠癌的发生率和死亡率 [1]。但是，大肠所有的腺瘤很难在一次检查中全部检出，腺瘤检出率（adenoma detection rate，ADR）低下、

术前准备不佳、观察时间过短、大肠皱襞里侧及肝脾弯曲等内镜难以观察的部位、低像素内镜、检查医生经验不足、对浅表型病变认识不充分等，都会影响检查效果，因此需要分别针对这些短板采取措施。

本文笔者 [2] 曾对广角内镜的开发与有效性进行了介绍。本文是涵盖此后最新进展的第二篇。

处理以往难以观察的部位的对策

对于皱襞里侧及肝脾弯曲等内镜难以观察到的部位，最先报道的是使用透明帽辅助[3]。也就是在内镜前端加装透明帽后可用其抵住皱襞，确保视野清晰。在最近的 Meta 分析中，也有报导称透明帽可以提高 ADR[4]。另外，在升结肠内反转镜身后，也可以较容易观察到皱襞里侧[5]。

通过使用透明帽和反转镜身等，仔细观察皱襞里侧，虽然对提高 ADR 有一定帮助，但是这些手法并非标准操作，内镜前端装上配件下操作，会产生诸如：①需要额外的工夫和成本；②观察过程中容易受到粪渣等影响；③内镜插入时会有肛门疼痛等缺点。而反转镜身则多少需要些个人技术，而且只限于在升结肠和直肠使用，并且并不适用于所有病例。在反转时也经常会给患者带来疼痛或不适感。

为提高病变检出率而对广角视野内镜的期待

通过技术手段扩大内镜头视野角度，有望进一步扩大大肠黏膜的观察面积。实际上，目前市面上销售的内镜视野角度，已经从原来的 140° 提高到了 170°。并且，通过 CT colonoscopy 推测大肠可观察面积时，另加了一个拥有 135° 视野的虚拟镜头后，可观察的面积从 86% 提高到了 98%[6]。由此认为，开发具备广角功能的内镜产品对提高 ADR 具备重要意义。目前，通过对内镜前端配备多个镜头来实施广角视野的开发与评估工作已经取得进展[7-10]（**图 1**）。

广角内镜(extra-wide-angle-view colonoscope)的开发与进展

奥林巴斯公司最近正在进行广角内镜的开发工作。该内镜系统是在传统的直视镜基础上，在镜头前端又搭载一个可获得侧后方视野的全景镜头，如**图 1** 所示，两个镜头获得的图像可以呈现在同一台显示器中。

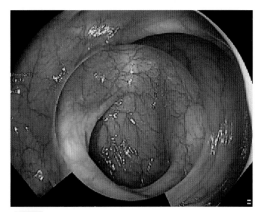

图1 广角内镜（extra-wide-angle-view colonoscope）第三代原型机的镜下图像

该内镜系统的处理器属于同时摄像方式（信号处理方式），主要是在欧美销售的 EVIS EXERA Ⅱ 的基础上开发出来的。之后又在 EVIS EXERA Ⅲ 的基础上不断尝试改良，目前尚未正式上市。从 2009 年完成同时搭载 140° 正前方视角和 232° 侧后方视角镜头的第一代原型机后，到目前为止共推出了 4 代内镜产品。从第一代原型机到 2013 年完成的第三代原型机，实施改良功能都是缩小镜头前端的外径规格、改善内镜像素、扩大视野角度、硬度可调功能以及前方送水功能等（**图 2**）。

而进入 2017 年后，一直延续到第四代的原型机开发，最大视角从 235° 提高到 240°，中心视角从 147° 大幅提高到 160°（**图 2**）。

另一方面，为了提高画质，通过改良导光板减少了晕光，并以此获得了更稳定的画质（**图 3**）。另外，加上硬度可调功能，以及奥林巴斯最新机型上配备的智能弯曲与强力传导功能等设计，使插入性能得到保障。因镜头前端的特殊结构，以前经常遇到的排水与吸引功能问题也得到改善，这些都是面向市场化做出的重大改良（**表 1**）。今后，将对第四代原型机持续开展临床评价。

结语

本文对目前为止的广角内镜（extra-wide-angle-

	第一代（2009 年）	第二代（2010 年）	第三代（2013 年）	第四代（2017 年）
内镜头				
头部形状	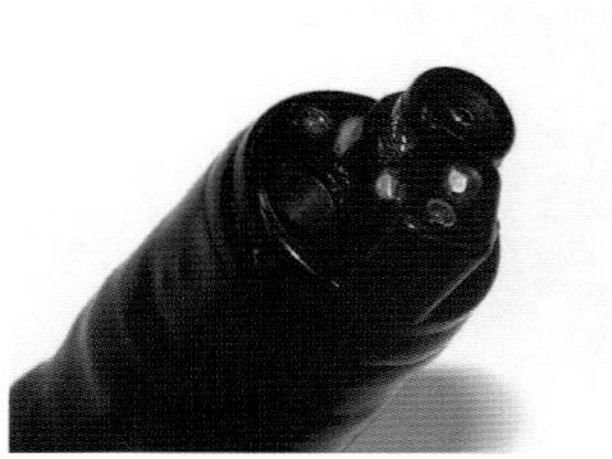	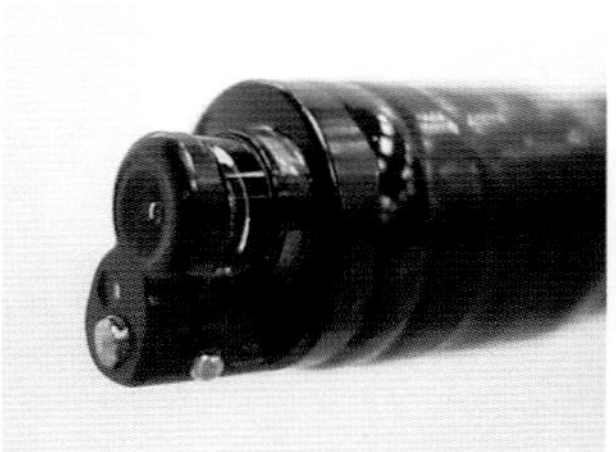	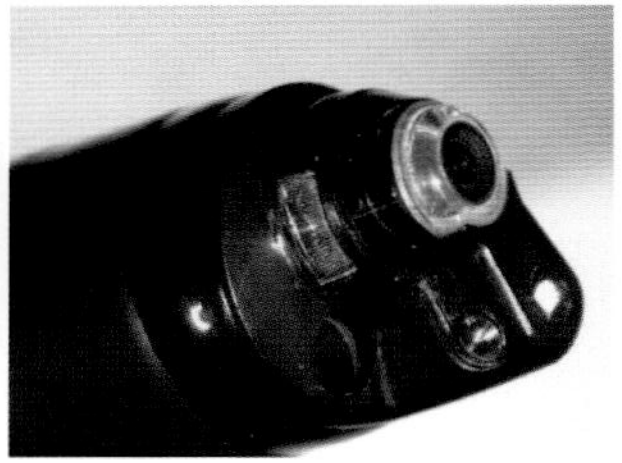	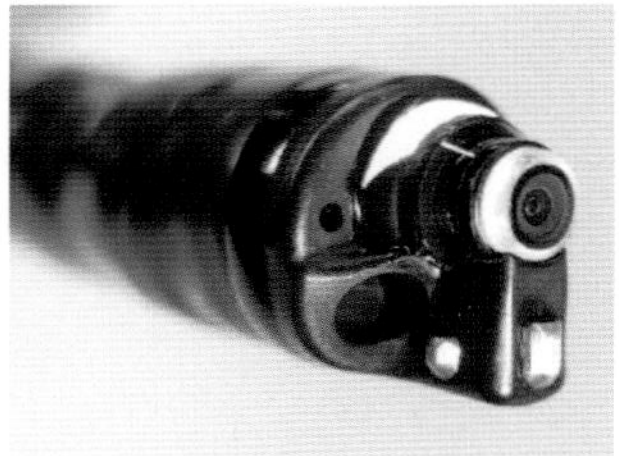
前端外径	φ14.9mm	φ13.9mm	φ13.6mm	φ13.9mm
工作管道内径	φ3.7mm	φ3.7mm	φ3.2mm	φ3.2mm
前方送水功能	无	无	有	有
内镜图像				
内镜图像	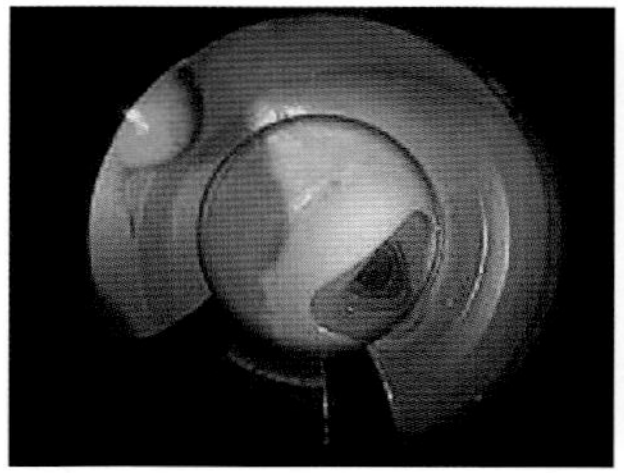	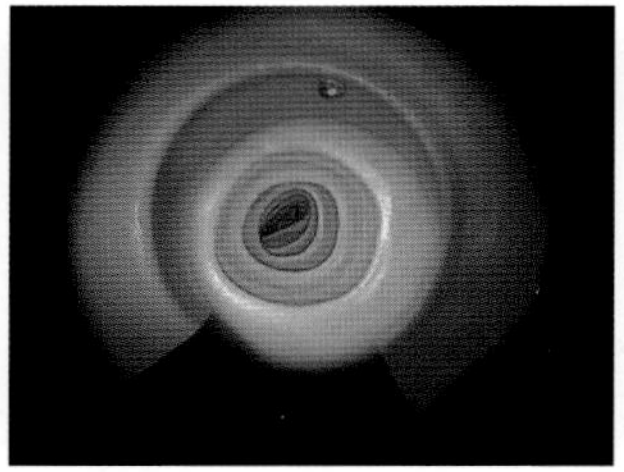	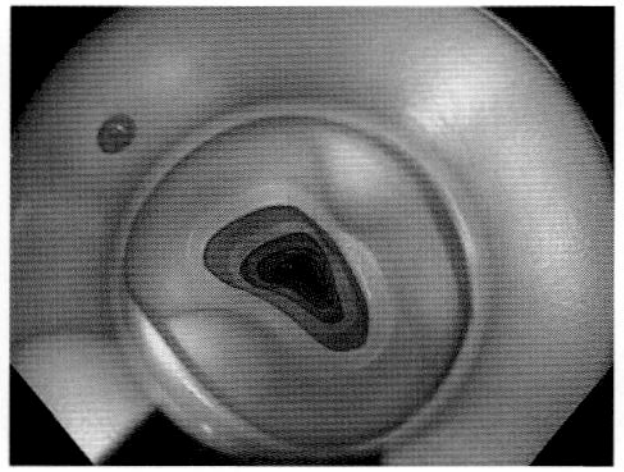	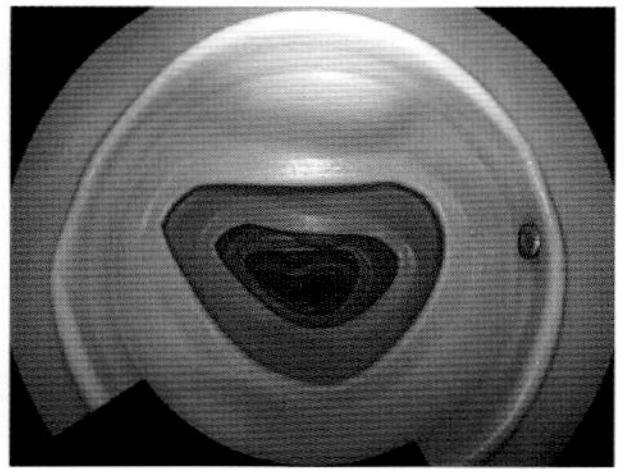
视野角度	前方视野：140° 侧后方视野：145°~232°	前方视野：140° 侧后方视野：141°~233°	前方视野：147° 侧后方视野：150°~235°	前方视野：160° 侧后方视野：160°~240°
画质	相当于 CF-240	相当于 CF-240	相当于 CF-Q260	相当于 CF-Q260 以上 CF-H290 以下
处理器	同时式（EXERA） CV-180	同时式（EXERA） CV-180	同时式（EXERA） CV-190	同时式（EXERA） CV-190

图2 广角内镜（extra-wide-angle-view colonoscope）原型机规格一览

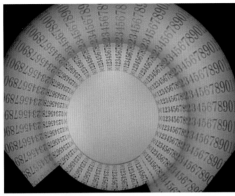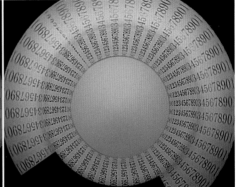

a | b

图3 广角内镜（extra-wide-angle-view colonoscope）的镜下画质
a 第三代原型机。
b 第四代原型机。

view colonoscope）开发情况进行了更新汇报。该内镜系统开发目的是具有高 ADR 和高插入性能的大肠癌筛查用内镜能得以广泛运用。通过多镜头配置得到广角视野，并且可以将图像呈现在同一台显示器中。就这一点来说，据笔者了解，目前为止仅此一家。今后，将继续朝着实用化不断改良，尽快完成市面投放。

表1 第三代到第四代原型机的主要改良点

- 最大视角：235°→240°
- 中心视角：147°→160°
- 最高解像度改善
- 减轻晕光
- 排水功能改善
- 吸引功能改善

参考文献

[1] Zauber AG, Winawer SJ, O'Brien MJ, et al. Colonoscopic polypectomy and long-term prevention of colorectal-cancer deaths. N Engl J Med 366:687–696, 2012

[2] 浦冈俊夫，田中信治，松本主之，他．新しい小腸・大腸画像診断のトピックス―広角内視鏡（extra-wide-angle-view colonoscope）の開発と有用性．胃と腸 51:944–948, 2016

[3] Tada M, Inoue H, Yabata E, et al. Feasibility of the transparent cap-fitted colonoscope for screening and mucosal resection. Dis Colon Rectum 40:618–621, 1997

[4] Desai M, Sanchez-Yague A, Choudhary A, et al. Impact of cap-assisted colonoscopy on detection of proximal colon adenomas：systematic review and meta-analysis. Gastrointest Endosc 2017[Epub ahead of print]

[5] Hewett DG, Rex DK. Miss rate of right-sided colon examination during colonoscopy defined by retroflexion：an observational study. Gastrointest Endosc 74:246–252, 2011

[6] East JE, Saunders BP, Burling D, et al. Surface visualization at CT colonography simulated colonoscopy：effect of varying field of view and retrograde view. Am J Gastroenterol 102:2529–2535, 2007

[7] Gralnek IM, Siersema PD, Halpern Z, et al. Standard forward-viewing colonoscopy versus full-spectrum endoscopy：an international, multicenter, randomized, tandem colonoscopy trial. Lancet Oncol 15:353–360, 2014

[8] Uraoka T, Tanaka S, Matsumoto T, et al. A novel extra-wide-angle-view colonoscope：a simulated pilot study using anatomic colorectal models. Gastrointest Endosc 77:480–483, 2013

[9] Uraoka T, Tanaka S, Oka S, et al. Feasibility of a novel colonoscope with extra-wide angle of view：a clinical study. Endoscopy 47:444–448, 2015

[10] Hassan C, Senore C, Radaelli F, et al. Full-spectrum（FUSE）versus standard forward-viewing colonoscopy in an organised colorectal cancer screening programme. Gut 2016[Epub ahead of print]

Summary

Development and Usefulness of Extra-wide-angle-view Colonoscope—2nd Report

Toshio Uraoka[1, 2], Shinji Tanaka[3], Takayuki Matsumoto[4], Yutaka Saito[5], Shoichi Saito[6], Takahisa Matsuda[5, 7], Shiro Oka[3], Tomohiko Moriyama[8], Haruhiko Ogata[9], Naohisa Yahagi[2], Hideki Ishikawa[10], Hisao Tajiri[11]

Colonoscopy is still the gold standard procedure for screening colorectal cancer. However, the adenoma detection rate（ADR）of 100% cannot be achieved using colonoscopy. For improving ADR, novel colonoscopes have been developed for achieving a wide-angle field. 奥林巴斯 has developed the "extra-wide-angle-view colonoscope" that comprises two lenses：a lateral-backward-view lens and a standard-angle forward-view lens. Two views from both lenses are simultaneously obtained and displayed as a single image on a video monitor. This novel colonoscope is expected to be used in colonoscopy for screening colorectal cancer.

[1] Department of Gastroenterology, National Hospital Organization Tokyo Medical Center, Tokyo
[2] Division of Research and Development for Minimally Invasive Treatment, Cancer Center, Keio University, Tokyo
[3] Department of Endoscopy, Hiroshima University Hospital, Hiroshima, Japan
[4] Division of Gastroenterology, Department of Internal Medicine, School of Medicine, Iwate Medical University, Morioka, Japan
[5] Endoscopy Division, National Cancer Center Hospital, Tokyo
[6] Department of Gastroenterology, Cancer Institute Hospital of Japanese Foundation for Cancer Research, Tokyo
[7] Cancer Screening Center, National Cancer Center Hospital, Tokyo
[8] Department of Medicine and Clinical Science, Graduate School of Medical Sciences, Kyushu University, Fukuoka, Japan
[9] Center for Diagnostic and Therapeutic Endoscopy, School of Medicine, Keio University, Tokyo
[10] Department of Molecular-Targeting Cancer Prevention, Kyoto Prefectural University of Medicine, Kyoto, Japan
[11] Department of Innovative Interventional Endoscopy Research, Jikei University School of Medicine, Tokyo

会议纪要

广角大肠镜

中条 惠一郎[1]
池松 弘朗
依田 雄介
堀 圭介
大野 康宽
矢野 友规

摘要●大肠腺瘤作为大肠癌的癌前病变，如果能早期发现、早期切除，对于预防大肠癌来说非常重要。大肠镜检查对于早期发现腺瘤是非常有效的一种检查方法，但是在一次大肠镜检查中会存在一定概率腺瘤漏检的情况。因此，为了提高在传统大肠镜检查时从解剖学角度难以观察到的部位的病变检出率，特开发了一种广角内镜（Fuse®）。Fuse® 产品的特点是在内镜前端配置了前方和左右两侧一共 3 个角度的 CCD 镜头。为此，就能以比传统的前视镜增加 2 倍角度的 330° 视角来进行观测，有望进一步提高 ADR。

关键词 大肠镜 广角内镜 Fuse® ADR

[1]国立がん研究センター東病院消化管内視鏡科 〒277–8577柏市柏の葉6丁目5–1
E-mail：knakajo@east.ncc.go.jp

前言

日本大肠癌的年龄调整死亡率近年来呈增加趋势，根据日本国立癌研究中心的癌对策信息中心报道，2016 年有 147 200 人患大肠癌，预测其中会有 51 600 人因大肠癌死亡[1]。

大肠癌的癌前病变大多是大肠腺瘤。已经证实，早期发现和切除大肠腺瘤能有效降低大肠癌患病率和死亡率，因此，早期发现与早期治疗大肠腺瘤对于预防大肠癌非常重要[2, 3]。大肠镜检查是发现腺瘤最有效的方法之一，但是据报道，一次大肠镜检查会有约 25% 的肿瘤性病变漏诊[4-6]。发生漏诊的原因主要有以下两点：①视野中存在病变而未能发现（特别是呈平坦、凹陷型的难以发现的病变容易漏掉）；②因某种原因导致病变被隐藏无法发现（解剖学上的盲点造成的漏诊）[7]。

针对原因①，可以设想有微小病变及平坦、凹陷型病变可能被漏掉，采用喷洒靛胭脂的色素内镜观测法，以及 NBI（narrow band imaging）和 BLI 等 IEE（image enhanced endoscopy）观查比较有效。

另一方面，针对原因②，目前的大肠镜在结肠袋比较深的升结肠半月形皱襞的里侧和回盲瓣口侧面的病变、肝曲及脾曲等肠道弯曲部位里侧的病变等，由于解剖学的关系造成漏诊，这是其中一个主要原因[8, 9]。为了改善这种现有内镜难以观查到部位的漏诊情况，开发出了内镜前端透明帽[10, 11]、反转观察[12, 13]、Third Eye（Avantis Medical 公司产）、End cuff（Arc Medical Design 公司产）等一系列新型内镜设备[14]。

另外，近年来还开发了可以用广角视野观查的 Fuse®（Full Spectrum Endoscopy®，EndoChoice 公司）产品。

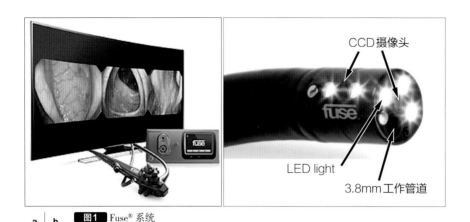

图1 Fuse® 系统
a 系统与显示器。
b 内镜前端部结构（株式会社 ADACHI 提供）。

本文将围绕 Fuse® 的特点以及其在日本以外的国家的应用情况，对其有效性和在笔者所在医院的使用经验，以及今后的发展进行阐述。

Fuse®的特点

Fuse® 的特点，是在内镜前端装配 3 个 CCD 镜头（前方 CCD 镜头 + 左右两侧各 1 个 CCD 镜头），3 个 CCD 镜头传送过来的内镜图像，将前、左、右 3 个连续的图像呈现在一台高画质的大型显示器（55 英寸 4K 显示器）上（**图1**）。为此，相比传统前视镜的最大视角 140°~170°，Fuse® 可以达到约为其 2 倍的 330° 视角（**图2**）。如前所述，在当前的前视镜无法观查到的困难部位，期待通过广角内镜左右两侧配备的 CCD 镜头可以观察到。目前，该款内镜已经在 2015 年秋季推出了第二代 Fuse® 内镜（1C 细款）新款，软性插入部直径 11.5mm、内镜前端直径 11.7mm、工作管道直径 3.8mm，与传统的细款内镜相同，插入性能也得到了提高。而且，还具备 CO_2 供给系统和 Waterjet 功能，以及采用 LED 灯作为光源。Fuse® 的实际图像如图所示（**图3**）。

中间的画面是与传统型内镜同样的视野，左右画面分别可从侧面观察皱襞，便于观察皱襞背面（**图3a**）。另外，以往难以从正面观测到的 Bauhin 瓣以及肝曲部位，也可实现正面观察（**图3b，c**）。

验证Fuse®有效性的相关报道

关于 Fuse® 有效性，2014 年 Gralnek 等对传统型大肠镜与 Fuse® 的大肠腺瘤漏检率，报道了多中心前瞻性随机对照研究结果。该试验是将大肠腺瘤漏诊率（adenoma miss rates）作为实验终点（primary endpoint）的随机（连续 2 次）对照研究。其结果显示，传统内镜前群体的大肠腺瘤漏诊率为 41%（20/49），而 Fuse® 前群体为 7%（5/67），显著降低（$P < 0.001$）。

但是另一方面，据 2016 年 Hassan[16] 等报道，对于便潜血检查阳性实施二次检查的患者进行传统型内镜与 Fuse® 的对比研究中，ADR（adenomas detection rate）和 A-ADR 在传统内镜分别为 45.5% 与 23.9%，而 Fuse® 组分别为 43.6% 与 19.5%，未发现统计学差异。另外，Ito[17] 等对筛查为目的使用 Fuse® 检查的 130 例患者作为对照组，而匹配的传统型大肠镜的 260 例 ADR 进行对比后，Fuse® 组为 63.4%、对照组为 58.5%，未发现明显差异（$P=0.355$）。

综上所述，关于 Fuse®，有报道有效的，也有报道并未能提高 ADR 的，其评价内容存在分歧。

笔者所在医院的Fuse®使用经验

在实际使用前，笔者所在医院分别由具有

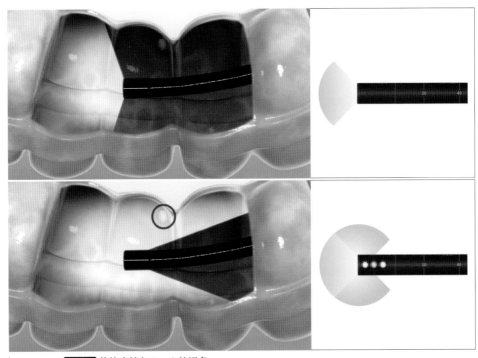

a
b

图2 传统内镜与 Fuse® 的视角

a 传统内镜（最大 170° 视角）。

b Fuse®（330° 视角，ADACHI 株式会社提供）。

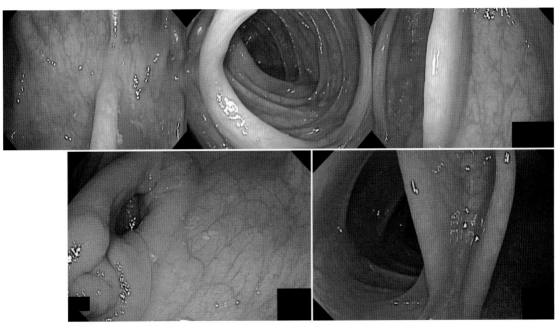

a	
b	c

图3 Fuse® 的实际图像

a 升结肠实际图像。

b 侧面图像观测到的回盲瓣。

c 侧面图像观测到的肝曲。

表1 Fuse® 的使用结果

	Fuse® 检查病例 (*n*=35)
平均年龄（范围）	67 岁（46~80 岁）
性别（男：女）	30：5
ADR	57.1%（20/35）
盲肠到达率	100%（35/35）
平均插入时间（范围）	4.04min（1.0~10.6min）

ADR: adenoma detection rate

不同例数大肠镜操作经验的医生使用结肠模型，对单画面内镜观察与 3 画面内镜观察的病变检出率进行了对比（1 画面 /3 画面）。

结果，初级操笔者（大肠镜检查数量 100 例以下）检出 13/19 个、中级操笔者（100 例以上 5000 例以下）检出 17/25 个、高级操笔者（5000 例以上）检出 21/25 个，无论哪个级别操笔者使用 3 画面内镜时病变检出率都有增加。

接下来，对采用 Fuse® 实施大肠镜检查的 35 例受检者进行了 ADR 和内镜插入性能的研究。病例资料如下，检查目的：25 例为大肠肿瘤治疗后监控随访（外科手术后 9 例、内镜治疗后 16 例）、9 例为筛查、1 例为大肠癌精查；性别（男：女）：30：5；平均年龄：67 岁（46~80

岁）；ADR 为 57.1%（20/35，20 例受检者发现 35 个腺瘤），盲肠到达率为 100%（35/35），到达盲肠的平均时间为 4.04min（1~10.6min）（**表 1**）。另外，选取应用 Fuse® 之前笔者所在医院采用传统大肠镜检查过的 27 例作为对照，比较盲肠到达率以及平均到达盲肠时间，结果 Fuse® 组分别为 100% 和 3.74min，而传统大肠镜组分别为 100% 和 3.21min，Fuse® 与传统大肠镜的插入性能基本相等。Fuse® 发现的病变图像如**图 4** 所示。

未来的展望

虽然 Fuse® 有望提高解剖上困难部位病变的检出率，但是对另外一个漏诊原因，即视觉上难以确认的微小病变和平坦、凹陷型病变的漏诊能否改善尚不明确。继 Gralnek[15] 等研究结果，日本正在进行广角大肠镜与传统大肠镜在大肠病变漏诊率方面的多中心随机对照研究（back to back tandem study），目前正在数据分析中，等待结果。

另外，因 Fuse® 上不配备 NBI 及 BLI 等 IEE 及放大观查功能，存在着发现病变后无法详细观查的缺点，因此还需要进一步改善和升级内镜机种。

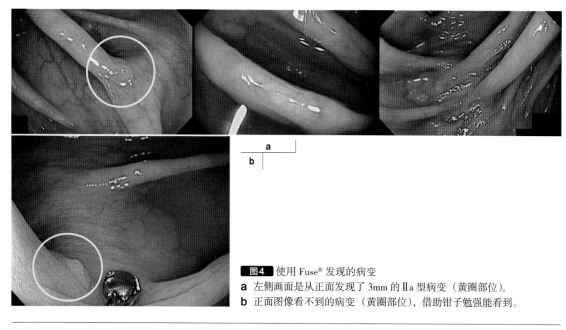

图4 使用 Fuse® 发现的病变
a 左侧画面是从正面发现了 3mm 的 IIa 型病变（黄圈部位）。
b 正面图像看不到的病变（黄圈部位），借助钳子勉强能看到。

结语

　　本文介绍了新一代内镜"广角大肠镜系统：Fuse®"的特点和笔者所在医院的应用结果。该产品使传统大肠镜中容易成为死角的部位变得容易观察，相信将来能成为在大肠癌筛查方面有价值的内镜。

参考文献

[1] 国立がん研究センターがん情報サービス. 2016年のがん統計予測. http∥ganjoho.jp∥reg_stat∥statistics∥stat∥short_pred. html(2017年5月19日時点)

[2] Winawer SJ, Zauber AG, Ho MN, et al. Prevention of colorectal cancer by colonoscopic polypectomy. The National Polyp Study Workgroup. N Engl J Med　329:1977-1981, 1993

[3] Zauber AG, Winawer SJ, O'Brien MJ, et al. Colonoscopic polypectomy and long-term prevention of colorectal—cancer deaths. N Engl J Med　366:687-696, 2012

[4] Rex DK, Cutler CS, Lemmel GT, et al: Colonoscopic miss rates of adenomas determined by back-to-back colonoscopies. Gastroenterology　112:24-28, 1997

[5] Van Rijn JC, Reitsma JB, Stoker J, et al. Polyp miss rate determined by tandem colonoscopy: a systematic review. Am J Gastroenterol　101:343-350, 2006

[6] Heresbach D, Barrioz T, Lapalus MG, et al. Miss rate for colorectal neoplastic polyps: a prospective multicenter study of back-to-back video colonoscopies. Endoscopy　40:284-290, 2008

[7] 竹内洋司, 上堂文也, 東野晃治, 他. 治療に直結する大腸腫瘍診断のストラテジー——見逃しの少ない大腸内視鏡観察法. 消内視鏡　25:1077-1086, 2013

[8] Singh H, Turner D, Xue L, et al. Risk of developing colorectal cancer following a negative colonoscopy examination: evidence for a 10-year interval between colonoscopies. JAMA　295:2366-2373, 2006

[9] Leuflens AM, van Oijen MG, Vleggaar FP, et al. Factors influencing the miss rate of polyps in a back-to-back colonoscopy study. Endoscopy　44:470-475, 2012

[10] Kondo S, Yamaji Y, Watabe H, et al. A randomized controlled trial evaluating the usefulness of a transparent hood attached to the tip of the colonoscope. Am J Gastroenterol　102:75-81, 2007

[11] De Wijkerslooth TR, Stoop EM, Bossuyt PM, et al. Adenoma detection with cap-assisted colonoscopy versus regular colonoscopy: a randomized controlled trial. Gut　61:1426-1434, 2012

[12] Harrison M, Singh N, Rex DK. Impact of proximal colon retroflexion on adenoma miss rates. Am J Gastroenterol　99:519-522, 2004

[13] Hewett DG, Rex DK. Miss rate of right-sided colon examination during colonoscopy defined by retroflexion: an observational study. Gastrointest Endosc　74:246-252, 2011

[14] Pioche M, Matsumoto M, Takamaru H, et al. Endocuff-assisted colonoscopy increases polyp detection rate: a simulated randomized study involving an anatomic colorectal model and 32 international endoscopists. Surg Endosc　30:288-295, 2016

[15] Gralnek IM, Siersema PD, Halpern Z, et al. Standard forward-viewing colonoscopy versus full-spectrum endoscopy: an international, multicentre, randomised, tandem colonoscopy trial. Lancet Oncol　15:353-360, 2014

[16] Hassan C, Senore C, Radaelli F, et al. Full-spectrum (FUSE) versus standard forward-viewing colonoscopy in an organised colorectal cancer screening programme. Gut　2016 [Epub ahead of print]

[17] Ito S, Hotta K, Imai K, et al. Preliminary experience using full-spectrum endoscopy for colorectal cancer screening: matched case controlled study. Gastroenterol Res Pract　2016 [published online]

Summary

Full-spectrum Endoscopy

Keiichiro Nakajo[1], Hiroaki Ikematsu,
Yusuke Yoda, Keisuke Hori,
Yasunori Ohno, Tomonori Yano

It is widely accepted that colonoscopy is one of the most effective tests for early detection and polypectomy of adenomas as it is associated with a reduction in the incidence of and mortality associated with colorectal cancers. However, reportedly, a significant percentage of adenomas can be missed during colonoscopy primarily because of poor visualization of the anatomical sites, which tend to be hidden during the standard forward-viewing colonoscopy. FUSE⁺ (full-spectrum endoscopy) has been developed to reduce the adenoma miss rate during standard forward-viewing colonoscopy. Fuse involves three charge-coupled device lenses positioned at the front and on the sides of the colonoscope. This approach increases the maximum field of view by nearly two-fold from 140°-170° with standard forward-viewing colonoscopy to 330° with Fuse, thereby improving overall adenoma detection rates.

[1] Division of Endoscopy, National Cancer Center Hospital East, Kashiwa, Japan

会议纪要

借助 NBI 对大肠浅表型肿瘤的筛查

藤井 隆广[1]

摘要●随着内镜设备的进步，大肠浅表型肿瘤的筛查手段也开始从白光（white light imaging，WLI）向 NBI 等图像增强功能转变。笔者所在医院对比研究了 WLI 和 NBI 检出肿瘤的能力，确定 NBI 对于诊断 LST-NG 非常有价值。同时，在 NBI 观察凹陷型肿瘤方面，发现凹陷面呈白色调，反应性隆起部位识别为褐色区域（brownish area），我们把它称为"O-ring sign"，这被认为是 NBI 下诊断凹陷型肿瘤的特征性所见。此外，我们还以盲肠部位为对象，按照 WLI → NBI → 靛胭脂色素内镜（chromoendoscopy，CE）的顺序对微小腺瘤进行了前瞻性研究，CE 发现的 47 例病变＞NBI 的 37 例病变＞WLI 的 11 例病变，最后进行的 CE 观察中发现的微小腺瘤最多，所以 CE 观察相比其他观察是最为有用的。目前在全大肠筛查中，虽然 NBI 观察对盲肠的排除非常有效，但将来有望开发出超越 CE 的图像增强功能。

关键词　　NBI　表浅凹陷型肿瘤　O-ring sign　色素内镜

[1]藤井隆広クリニック　〒104-0061東京都中央区銀座4丁目13-11銀座M&Sビル7F

前言

在没有 NBI（narrow band imaging）技术时，大肠浅表凹陷型肿瘤（以下称 IIc）都是在筛查中通过 WLI（white light imaging）诊断的，主要关注的是血管透见像消失、轻微发红、黏膜凹凸不规则等轻微的黏膜改变，但并不是谁都能发现的[1]。2006 年开始应用的第一代 NBI 系统[2]（EVIS LUCERA SPECTRUM，以下称 SPECTRUM）被指出存在着因光量不足而无法充分进行 NBI 观察的问题（**图1a，b**）。2012 年投入使用的 EVIS LUCERA ELITE（以下称 ELITE），NBI 观察时的亮度有了大幅提升，而且内镜方面也可通过 CF-HQ290ZI 和 PCF-H290ZI 的使用，确保在光量充足的前提下，有效地发现浅表型肿瘤（**图1c，d**）。以下将介绍大肠浅表型肿瘤的筛查方法及笔者所在医院的研究数据。

借助NBI进行的全大肠筛查

2008 年 11 月—2010 年 3 月，使用第一代 SPECTRUM 系统期间，笔者对比研究了从盲肠退镜开始 WLI 和 NBI 观察对肿瘤的诊断能力[3]。WLI 观察使用的是 PCF-Q260AI 和 PCF-Q240ZI，NBI 观察使用的是 CF-H260AZI，在研究方法上不排除因内镜机型差异会造成偏差，浅表型肿瘤的发现比例为 NBI 56/777（7.2%）＞WLI 44/1206（3.6%）。

在肉眼类型方面，对于 LST-NG（laterally

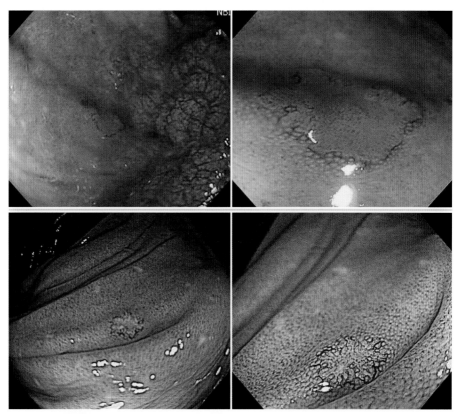

图1 NBI 下发现的浅表凹陷型肿瘤（O-ring sign）

相比 240 SPECTRUM（**a, b**），使用 290 ELITE（**c, d**）时，无论是光量还是画质都更加优越。

a	b
c	d

spreading tumor，non-granular type）观察结果，NBI 30/777（3.9%）＞ WLI 19/1206（1.6%）（P ＜ 0.01），提示 NBI 观察的诊断能力有明显优势。

现在除了全新光源装置 ELITE 之外，内镜机型也有了很大的进步，使用的都是 CF-HQ290ZI 和 PCF-H290ZI 等高画质内镜，从盲肠退镜开始观察，采用 NBI 可以提高对浅表型肿瘤的检出率，被认为是标准的检查方法。

浅表凹陷型肿瘤的NBI镜下所见（O-ring sign）

（1）Ⅱc 型病变普通内镜所见：特征是边缘不规则的凹陷性病变，病变边缘反应性断崖式隆起。

（2）凹陷部位放大观察：呈Ⅲs 型 pit 为主体的密集的小型管状腺管，NBI 下可见散在分布的微细血管。根据这些 NBI 所见，可以看到凹陷病变呈白色 - 正常色调。依据上述 NBI 下血管所见（vessl pattern）进行 JNET（the Japan NBI expert team）分类[4]，Type 2A 的重点描述内容为"关于凹陷型病变，微细血管多呈点状分布，有时也无法观察到规整的网格状、螺旋状血管"，在凹陷型病变中应该注意与隆起型病变不同的血管结构（vessel pattern）。

（3）反应性隆起部位的放大所见：腺管开口形态是呈ⅢL 状的以 I 型 pit 为特征的正常黏膜。NBI 放大模式下观察血管，发现呈断崖式的与凹陷部位有明显界限的粗大血管，反应性隆起部位整体上也呈褐色区域（brownnish area）改变（可能由于淤血所致）。

综上所述，在正常倍率下 NBI 观察时，凹陷部位与周边的正常黏膜呈正常色调 - 白色调，可以看到其周围被环状的棕色区域包围，我们称

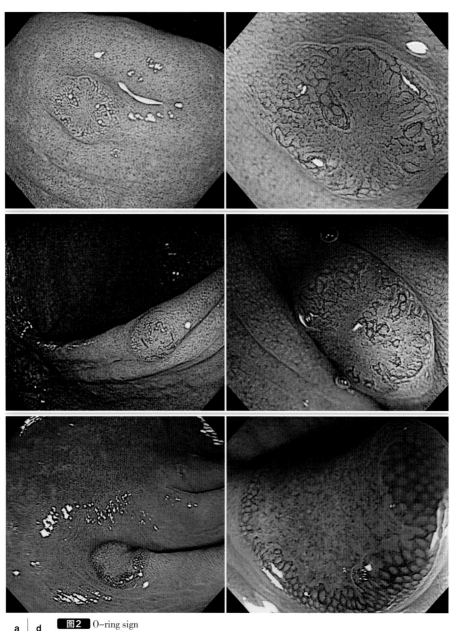

a	d
b	e
c	f

图2 O-ring sign

a ~ c NBI下发现的凹陷型肿瘤。

d ~ f 各病变（**a ~ c**）NBI放大内镜所见。凹陷部位中可见散在分布的微细血管，凹陷病变的反应性隆起部位可见呈断崖式的与凹陷部位有明显界限的粗大血管。

之为"O-ring sign"[5]（**图2**）。该征就是NBI观察凹陷型肿瘤时的特征性所见。

NBI和CE下对盲肠的观察

关于靛胭脂色素内镜（mucosal indigocarmine dye spraying chromoendoscopy，以下称CE）下的全大肠观察方法，由于术前准备不良或色素积存会对浅表型肿瘤的观察产生影响，所以目前为止还不适合将其作为常规方法。

但是，如果不是在全大肠而是在局部区域对浅表型肿瘤进行筛查，对比NBI和CE两种方法的有效性，这方面研究还相对很少。因此，我

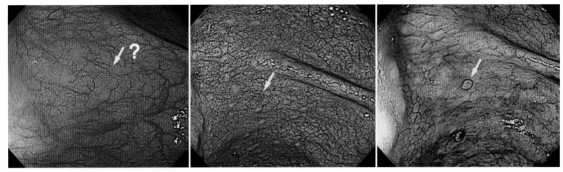

| a | b | c |

图3 盲肠的微小腺瘤

按照 WLI **(a)** → NBI **(b)** → CE **(c)** 的顺序进行观察，NBI 观察发现了病变（黄色箭头）。**(a)** 中因为没有看到病变，所以标记为"？"。

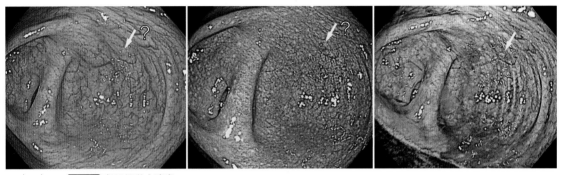

| a | b | c |

图4 盲肠的微小腺瘤

按照 WLI **(a)** → NBI **(b)** → CE **(c)** 的顺序进行观察，CE 观察发现了病变（黄色箭头）。**(a)** 中因为没有看到病变，所以标记为"？"。

们选择能正面观察的盲肠作为对象，就 NBI 和 CE 对微小腺瘤的筛查进行了研究。

笔者所在医院对在 2013 年 6 月—2016 年 10 月做大肠镜检查的 1301 例患者进行了前瞻性对照研究（平均年龄 59.9 岁，男性 648 例、女性 653 例），针对盲肠进行观察，顺序依次为 WLI → NBI → CE，探讨 3 种方法下 5mm 以下的微小腺瘤的检出率。1301 例中有 90 例患者（6.5%）在盲肠发现了共 95 处微小的腺瘤性息肉。95 处病变中 WLI 观察发现的 11 例患者（平均 63.9 岁，男性 10 例、女性 1 例）11 处病变，肉眼形态（Is：3 处病变，IIa：8 处病变），且全部为低度异型的腺瘤，平均肿瘤直径 3.8mm。NBI 观察发现的 36 例患者（平均 60.5 岁，男性 28 例、女性 8 例）共 37 处病变，肉眼形态（Is：3 处病变，IIa：34 处病变），其中高度异型腺瘤 1 处，低度异型腺瘤 36 处，平均肿瘤直径 3.2mm。CE 观察发现的 43 例患者（平均 58.5 岁，男性 21 例、

女性 22 例）共 47 处病变（IIa+ IIc：1 处病变，IIa：46 处病变），平均肿瘤直径 2.3mm，且全部为低度异型腺瘤。盲肠的微小腺瘤诊断能力从高到低依次为 CE > NBI > WLI，和 NBI、WLI 相比，CE 倾向于发现小而平坦型的腺瘤（**图3**、**图4**）。

对于微小腺瘤的检出率，CE 优于 NBI，我们期待能开发出对大肠整体的浅表型肿瘤筛查更有效，优于 NBI 的特殊光源。

笔者所在医院的全大肠观察法——预防漏诊

大肠镜插入是在 WLI 模式下将内镜插入深处，见到阑尾开口和回盲瓣后确认到达盲肠。根据病情需要有时插入回肠末端，在阑尾开口部根据有无阑尾部黏膜下隆起等表现来排除阑尾癌。按照 WLI → NBI → CE 的顺序对盲肠部位进行详细观察，注意有无浅表型肿瘤和锯齿

状病变的存在。

之后，除了术前准备不良者之外，基本上是以 NBI 模式进行退镜观察以防止漏诊，可采取以下对策：①内镜反转观察，主要是在升结肠和直肠采用。②变换体位，在升结肠仰卧位观察后，在左侧位再确认，从肝曲到横结肠以左侧位观察。在横结肠采取仰卧位观察，从脾曲到降结肠以半右侧卧位形式（45°倾斜）观察，乙状结肠－直肠以左侧卧位观察。③借助肠管伸展进行观察，在脾曲部位，从横结肠退镜到降结肠时，因为难以对脾曲部口侧黏膜进行充分的观察，所以需要从降结肠再次插入，使脾曲在一定程度伸展的状态下再进行观察。该操作不仅限于脾曲，在其他弯曲较明显的位置，特别是降结肠、乙状结肠、直肠等左半结肠部位应用得比较多。

虽然在直肠的反转操作非常重要，但过于自信也绝对是一大禁忌，反转操作时存在一个死角区域，必须注意 Ra~Rs 区域的皱襞里面。

结语

近年来，大肠癌漏诊和快速发育癌作为大肠间期癌（post-colonoscopy colorectal cancer，PCCRC）的两个关系最密切的主要原因受到关注 [6]。据海外锯齿状腺瘤 / 息肉项目工作组（sessile serrated adenoma and poly，SSA/P）和日本国家息肉项目研究工作组（Japan polyp study）的意见，LST-NG 作为引起 PCCRC 的前期病变，越来越受到重视。NBI 观察以 LST-NG 为代表的浅表型肿瘤比 WLI 更为有效，有望降低 PCCRC 发生率。今后，随着包括光源装置在内的内镜机器的进步，超越 NBI 和色素法的图像增强功能以及人工智能技术

等也会加入进来，我们期待内镜设备能得到进一步发展。

参考文献
[1] 工藤進英. 早期大腸癌—平坦陥凹型へのアプローチ, 医学書院, 1993
[2] Machida H, Sano Y, Hamamoto Y, et al. Narrow-band imaging in the diagnosis of colorectal mucosal lesions：a pilot study. Endoscopy 36:1094-1098, 2004
[3] 藤井隆広. 大腸表面型腫瘍に対するNBI観察の有用性. 日臨 69:277-283, 2011
[4] 佐野寧, 田中信治, 工藤進英, 他. The Japan NBI Expert Team（JNET）大腸拡大 Narrow Band Imaging（NBI）分類. Intestine 19:5-13, 2015
[5] 藤井隆広. 微小癌. 大腸癌 perspective 3:4-9, 2016
[6] 藤井隆広. 症例のまとめ—Interval cancer と Post-colonoscopy CRCについて. Intestine 21:85-90, 2017

Summary

Screening for Superficial Colorectal Tumor Using Narrow Band Imaging

Takahiro Fujii[1]

Screening for superficial colorectal tumors has evolved over time with advances in endoscopic technology ; conventional WLI (white-light imaging) is being increasingly replaced with IEE (image-enhanced endoscopy) with NBI (narrow-band imaging) as the mainstay for screening. Of note, a comparison between WLI and NBI has shown the superiority of NBI over WLI in detecting non-granular type (LST-NG) tumors. Depressed and reactive elevated areas of depressed tumors are visualized as whitish and brownish areas, respectively, on performing NBI, which together constitute the so-called "O-ring sign" that is characteristic of the NBI findings of depressed tumors. Prospective screening for cecal diminutive adenomas alone sequentially with WLI, NBI, and chromoendoscopy (indigo carmine dye spraying) has shown that cecal diminutive adenomas are most frequently detected with chromoendoscopy, followed by NBI and WLI (47, 37, and 11 lesions, respectively), suggesting the usefulness of chromoendoscopy. Thus, while NBI appears to represent the mainstay for pan-colonic screening at present, further refinements in IEE are required to improve chromoendoscopy in pan-colonic screening.

[1] TF Clinic, Tokyo

会议纪要

BLI

吉田 直久[1]

内藤 裕二

安田 律

村上 贵彬

小木曽 圣

广濑 亮平

土肥 统

镰田 和浩

内山 和彦

半田 修

小西 英幸

岸本 光夫[2]

小西 英一

稲田 裕[3]

伊藤 义人[1]

摘要● 2012 年，以激光为光源的消化内镜系统上市。激光内镜可进行窄带光 BLI（blue laser imaging）和 LCI（linked color imaging）观察，BLI 包括 BLI 模式和更明亮的 BLI-bright 模式。笔者等以往报道过，通过 BLI 模式放大观察对大肠息肉的定性诊断和癌的浸润深度评价非常有用。同时，BLI-bright 模式拥有更加明亮的视野，适合远景观察，大大提升了对息肉的识别性。另一方面，LCI 要比 BLI-bright 模式更加明亮，这也意味着它在发现病变方面可能更加有效。本文将结合实际病例，对 BLI、LCI 的原理和性能进行详细说明。

关键词　激光内镜　BLI　LCI

[1]京都府立医科大学大学院医学研究科消化器内科学
　〒602-8566京都市上京区河原町广小路上る梶井町465
　E-mail：naohisa@koto.kpu-m.ac.jp
[2]京都府立医科大学附属病院病院病理部
[3]京都府立医科大学北部医療センター消化器内科

前言

一直以来，消化内镜系统都是使用氙气灯作为光源，2012 年，以激光为光源的消化内镜系统隆重登场。激光内镜可以进行窄带光 BLI（blue laser imaging）和 LCI（linked color imaging）观察。BLI 包括 BLI 模式和更明亮的 BLI-bright 模式，前者适合进行放大观察，而后者的明亮度比前者更高，所以适合较暗的视野和远景观察[1]。另一方面，LCI 要比 BLI-bright 模式更加明亮，这也意味着它在发现病变方面可能更加有效。本文将结合实际病例，对 BLI、LCI 的原理和性能进行详细的说明。

BLI和NBI的不同

BLI 是一种短波窄带光观察方式，与 NBI（narrow band imaging）模式相似，两者主要有以下两点不同。第 1 点是 BLI 的光源为激光，消耗电力仅为 10W，而 NBI 使用的是氙气光，消耗电力为 300W，相比之下，BLI 模式更为节能。同时，BLI 无须需进行烦琐的灯泡更换作业。第 2 点是波长，BLI 采用的是更短的 410nm 及 450nm 波长的光（NBI 为 415nm 和 540nm），且其 2nm 的波长宽度也是极其特别的（NBI 的波长宽度为 30nm）[1-3]。笔者等以往的报道显示，尽管因为这些差异使得 BLI 和 NBI 的内镜影像也存在略微的差异，但仍可采用 NBI 分类进行大肠肿瘤诊

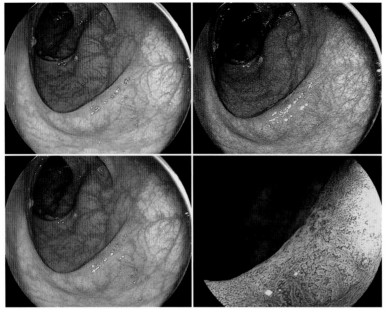

图1 横结肠，0-Ⅱa，16mm，T1a癌
a 白光图像。平坦的隆起型病变。病变中间发红，伴浅凹陷。
b BLI-bright图像。病变呈褐色。
c LCI图像。病变发红，周围黏膜褪色，与白光图像相比更好识别。
d BLI放大图像。虽然不规则，但呈现未被破坏的suface pattern。vessel pattern呈现不均匀的粗细异同。

断[2]。此外，目前是使用JNET（the Japan NBI expert team）分类来进行诊断的，这是后面将要提到的NBI分类的一种[4]。

激光内镜的各种模式

以下通过实际病例，对激光内镜的各种模式进行详细说明。对肿瘤进行远景观察时，除了白光观察之外，作为明亮模式的BLI-bright模式和LCI模式也非常有用（**图1a ~ c**）。BLI-bright模式中肿瘤突出为褐色调，具有高度识别性（**图1b**）。LCI模式中，病变一律呈红色调，周围的正常黏膜呈褪色调，对比明显，识别性大幅提高（**图1c**）。笔者等[5, 6]以往曾采用动画对BLI-bright和LCI模式进行过研究，报道了上述两种模式可提高对肿瘤性病变的识别性。此外，还有采用BLI-bright模式验证其肿瘤检出率的多中心研究（研究责任人：国立癌症研究中心 – 斋藤丰医生），报道了BLI-bright模式对息肉的检出率高于白光模式[7]。

放大观察时，BLI善于描绘血管和表面结构，可以进行光学上最大135倍的观察（**图1d**）。

在搭载CMOS（complementary metal oxide

semiconductor）的最新型EC-L600ZP内镜，放大比例一共有4档，第1档为30~40倍，第2档为50~60倍，第3档为80~90倍，第4档为120~135倍。诊断大肠肿瘤时，放大比例1~3档内比较容易对准焦点，且接触病变时不容易引起出血，所以非常有用。同时，如果视野较暗，也可以适时切换到BLI-bright模式使用。

采用JNET分类的BLI放大观察

关于对大肠肿瘤的BLI观察，建议使用2015年发布的JNET分类[4]。JNET分类有Type 1，Type 2A，Type 2B，Type 3四种分型，可根据分类进行病理推测诊断，所以对决定治疗方案很有帮助（**图2**）。Type 1中surface pattern是黑色或白色的圆形隐窝结构，vessel pattern大致无法确认，表明是作为非肿瘤性病变的过形成性息肉。肿瘤性结构包括Type 2A、Type 2B和Type 3三种。Type2A的surface pattern呈Ⅳ型、ⅢL型、Ⅲs型pit样结构，vessel pattern呈Ⅳ型pit样结构的病变血管粗细不均，呈蛇形，看不到网格样结构（network）。同时，呈现ⅢL型、Ⅲs型pit样结构的病变，则像乌龟壳一样，形成均匀

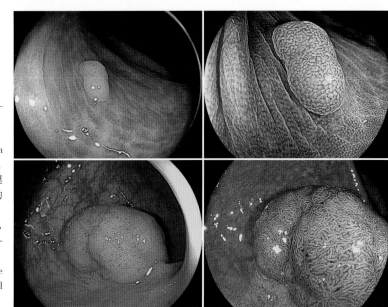

a	b
c	d

图2 JNET 分类 –BLI 观察
a Type 1。
b Type 2A，规则。
c Type 2B，不规则。
d Type 3，破坏。

a	b
c	d

图3 JNET 分类 Type 2A，规则
a 白光图像。乙状结肠，Is，3mm 的低级别腺瘤（low grade adenoma）。
b BLI 图像。呈 ⅢL 型隐窝的黏膜结构。血管比正常扩张，呈均匀的网格状血管结构。
c 白光图像。直肠乙状部位，Is，18mm 的低级别腺瘤（low grade ad-enoma）。
d BLI 图像。呈 Ⅳ 型 pit 样 surface pattern。间质呈弥漫性褐色 vessel pattern。

的网格，不伴有明显的血管粗细不均（小于正常的 1.5 倍）。

一般情况下，Type2A 为"规则的结构"，主要是腺瘤性病变（**图3**）。Type2B 的 surface pattern 为 V_1 型 pit 样的不规则结构，甚至有些不规则程度更严重，部分边缘不清晰。vessel pattern 可以看到蛇形的、直径高度不均一（≥正常的 1.5 倍）的血管。

Type 2B 就是"不规则结构"，主要标志为黏膜内癌和黏膜下层轻度浸润癌，但对于不规则程度较严重的部分会包含 SM 深层浸润癌，所以建议通过白光观察和结晶紫染色观察 pit pattern 等方法进一步精查（**图4**）。同时，因为大肠肿瘤中腺瘤内癌较多，所以同一肿瘤内可能规则结构和不规则结构混在。

因此，必须根据白光观察所见，对和浸润

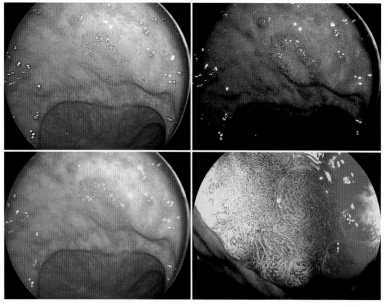

<table>
<tr><td>a</td><td>b</td></tr>
<tr><td>c</td><td>d</td></tr>
</table>

图4 JNET 分类 Type 2B，不规则
a 白光图像。直肠上部，Ⅱa+Ⅱc，12mm，T1b 癌（SM 浸润距离 1200μm）。
b BLI-bright 图像。病变呈褐色调，识别性提高。
c LCI 图像。病变呈红色调，识别性提高。
d BLI 放大图像。凹陷部位为边缘清晰的 V_I 型 pit 样的 surface pattern。vessel pattern 构粗细不均，部分区域消失。

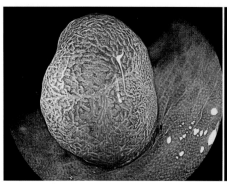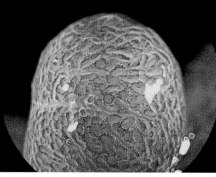

<table>
<tr><td>a</td><td>b</td></tr>
</table>

图5 WOS 的沉着
a 乙状结肠。Is，4mm 的低级别腺瘤（low grade adenoma）。
b surface pattern 因 WOS 沉淀出现局部边缘不规则的情况，但沉淀相对较均匀。

深度关系最密切的部位（凹陷或发红部位等）进行观察，这一点非常重要。如果在 Type 3 的 surface pattern 中出现 VN 型隐窝结构消失的情况，vessel pattern 中出现无血管区域及显著扩张的血管断崖式或中断的现象，也就是一般说的"破坏性结构"，就几乎和黏膜下层深度浸润癌相吻合。笔者等所在的机构，在记住分类名称之前，更重视观察所见，尽可能地记住 surface pattern 和 vessel pattern 规则、不规则、破坏性结构等。希望能够把这 3 个方面所见尽快用到临床。

在 BLI 诊断不规则结构时需要注意之处是白色不透明物质（white opaque substance，WOS）的沉淀。

这是脂肪沉淀到黏膜固有层中造成的，在胃和大肠的 NBI 及 BLI 观察时都有出现，和腺瘤相比，Tis 和 T1 癌中的沉着率较高[8]。并且，虽然 WOS 的沉淀会造成 surface pattern 边缘不规则，但在良性和恶性病变中的沉淀形式不同，良性病变的沉淀相对比较均匀，而恶性病变中的 WOS 沉淀要更加不均匀、不规则（**图5**）。

SSA/P 的诊断

作为大肠癌新的发育路径，锯齿状腺瘤路径（serrated pathway）的存在已经明确，在欧洲，SSA/P（sessile serrated adenoma and polyp，锯齿状腺瘤和息肉）被视为一种肿瘤性病变，需要经内镜切除[9]。而在日本，普遍将其作为癌前病变治疗，但仍有许多问题尚不明了，例如几毫米以上

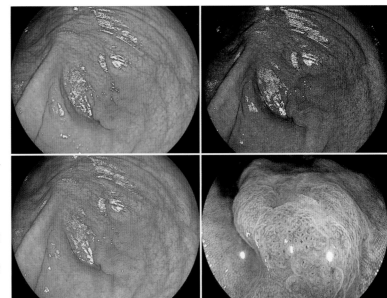

a	b
c	d

图6 盲肠，IIa，20mm，Tis in SSA/P
a 白光图像。
b BLI-bright 图像。病变中褪色变化和褐色调混在，识别性良好。
c LCI 图像。病变整体呈褪色调，但局部伴有发红，和白光相比识别性更好。
d BLI 放大图像。可见血管扩张现象。

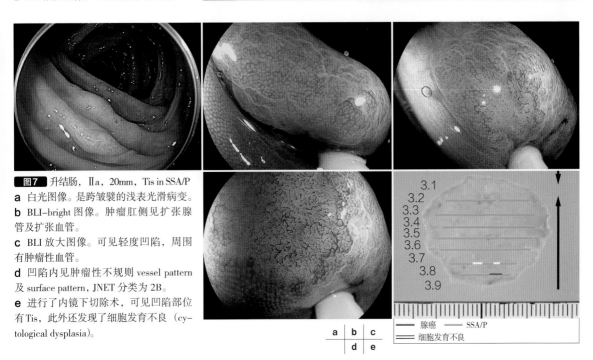

图7 升结肠，IIa，20mm，Tis in SSA/P
a 白光图像。是跨皱襞的浅表光滑病变。
b BLI-bright 图像。肿瘤肛侧见扩张腺管及扩张血管。
c BLI 放大图像。可见轻度凹陷，周围有肿瘤性血管。
d 凹陷内见肿瘤性不规则 vessel pattern 及 surface pattern，JNET 分类为 2B。
e 进行了内镜下切除术，可见凹陷部位有 Tis，此外还发现了细胞发育不良（cytological dysplasia）。

a	b	c
	d	e

— 腺癌　　— SSA/P
═ 细胞发育不良

3.1
3.2
3.3
3.4
3.5
3.6
3.7
3.8
3.9

的病变有癌症风险等。

关于 SSA/P 的诊断，虽然 BLI-bright 中呈褪色调，但其表面有黏液附着，所以表现为红色调病变的情况也不在少数。LCI 中，虽然整体呈褪色调，但见到局部轻微发红（**图6**）。BLI 放大观察时会有以下特征性所见：例如 NBI 下报道显示由于腺管扩张导致的 surface pattern 呈现出扩大的黑色调圆点，血管结构上会出现不围绕腺管的扩张血管等[10]。

同时，有时也会合并肿瘤性病变，BLI 下观察时能看到肿瘤性血管，所以当病变在 20mm 以上时，必须仔细观察（**图7**）。

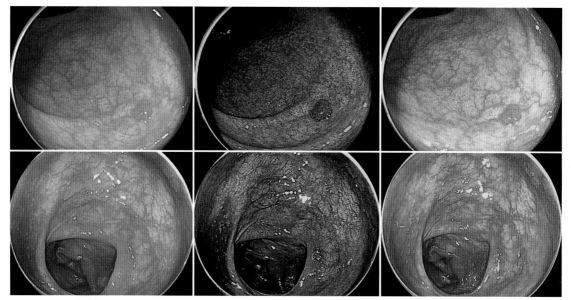

a	b	c
d	e	f

图8 提高了息肉的识别度

a 白光图像。Is，3mm，乙状结肠，低级别腺瘤。

b BLI-bright 图像。病变清晰可见，呈褐色调，视野略暗。

c LCI 图像。病变清晰可见，呈红色调，视野明亮。

d 白光图像。IIs，12mm，横结肠，SSA/P。

e BLI-bright 图像。受黏液影响病变呈红色调，和残渣鉴别略有困难。

f LCI 图像。受黏液影响病变呈黄色调，视野明亮。

小病变的监测（detection）

通过大肠镜检查检出小的息肉并切除所有病变，这种被称之为"清理大肠（clean colon）"的概念来自欧美，现在已经普及到一般临床机构。并且，大规模研究报道显示，内镜下切除大肠息肉可有效控制未来发生大肠癌[11-13]。在日本，用简单安全的圈套器冷切除术（cold snare polypectomy）切除息肉的手术方法被逐渐普及，clean colon 的概念也逐渐被渗透[14, 15]。此外，激光内镜有望在发现息肉方面发挥作用。如前所述，BLI-bright 及 LCI 具有提高肿瘤辨识率的特征。BLI-bright 可以进一步提高肿瘤和周围正常黏膜之间的对比度，发现白光难以观察到的病变。但是，如果有残渣时残渣会发红，在像升结肠那样宽大的肠腔中视野也会略微变暗。不过，LCI 视野明亮，即使有残渣也可以使用，在诊断息肉时适用性很高（图8）。

目前，在笔者所在医院，为防止病变漏诊，在对盲肠和升结肠白光观察后，会用 LCI 进行30s 左右的二次观察。在使用 LCI 进行的二次观察中，可以发现 5%~10% 左右白光没有发现的新的息肉，提示了 LCI 的有效性。

结语

本文结合病例阐述了使用激光内镜进行大肠筛查时 BLI、BLI-bright 及 LCI 各种模式的特征。只有详细了解各模式特征，才能达到高质量的大肠镜检查。

参考文献

[1] Osawa H, Yamamoto H. Present and future status of flexible spectral imaging color enhancement and blue laser imaging technology. Dig Endosc 26:105-115, 2014

[2] Yoshida N, Hisabe T, Inada Y, et al. The ability of a novel blue laser imaging system for the diagnosis of invasion depth of colorectal neoplasms. J Gastroenterol 49:73-80, 2014

[3] Yoshida N, Yagi N, Inada Y, et al. The ability of a novel blue laser imaging system for the diagnosis of colorectal polyps. Dig

Endosc 26:250–258, 2014

[4] Sano Y, Tanaka S, Kudo SE, et al. Narrow–band imaging(NBI) magnifying endoscopic classification of colorectal tumors proposed by the Japan NBI Expert Team. Dig Endosc 28:526–33, 2016

[5] Yoshida N, Hisabe T, Hirose R, et al. Improvement in the visibility of colorectal polyps using blue laser imaging. Gastrointest Endosc 82:542–549, 2015

[6] Yoshida N, Naito Y, Murakami T, et al. Linked color imaging improves in the visibility of colorectal polyps : a video study. Endosc Int Open 2017[Epub ahead of print]

[7] Ikematsu H, Sakamoto T, Togashi K, et al. Detectability of colorectal neoplastic lesions using a novel endoscopic system with blue laser imaging : a multicenter randomized controlled trial. Gastrointest Endosc 2017[Epub ahead of print]

[8] Hisabe T, Yao K, Imamura K, et al. White opaque substance visualized using magnifying endoscopy with narrow–band imaging in colorectal epithelial neoplasms. Dig Dis Sci 59: 2544–2549, 2014

[9] Edelstein DL, Axilbund JE, Hylind LM, et al. Serrated polyposis : rapid and relentless development of colorectal neoplasia. Gut 62:404–408, 2013

[10] Yamashina T, Takeuchi Y, Uedo N, et al. Diagnostic features of sessile serrated adenoma/polyps on magnifying narrow band imaging : a prospective study of diagnostic accuracy. J Gastroenterol Hepatol 30:117-123, 2015

[11] Zauber AG, Winawer SJ, O'Brien MJ, et al. Colonoscopic polypectomy and long-term prevention of colorectal-cancer deaths. N Engl J Med 366:687-696, 2012

[12] Winawer SJ, Zauber AG, Ho MN, et al. Prevention of colorectal cancer by colonoscopic polypectomy. N Engl J Med 329:1977-1981, 1993

[13] Nishihara R, Wu K, Lochhead P, et al. Long-term colorectal-cancer incidence and mortality after lower endoscopy. N Engl J Med 369:1095-1105, 2013

[14] Horiuchi A, Nakayama Y, Kajiyama M, et al. Removal of small colorectal polyps in anticoagulated patients : a prospective randomized comparison of cold snare and conventional polypectomy. Gastrointest Endosc 79:417-423, 2014

[15] Hirose R, Yoshida N, Murakami T, et al. Histopathological analysis of cold snare polypectomy and its indication for colorectal polyps 10-14mm in diameter. Dig Endosc 2017 [Epub ahead of print]

Summary

The Efficacy of Laser Endoscopic System
—Blue Laser Imaging and Linked
Color Imaging

Naohisa Yoshida[1], Yuji Naitoh,
Ritsu Yasuda, Takaaki Murakami,
Kiyoshi Ogiso, Ryohei Hirose,
Osamu Dohi, Kazuhiro Kamada,
Kazuhiko Uchiyama, Osamu Handa,
Hideyuki Konishi, Mitsuo Kishimoto[2],
Eiichi Konishi, Yutaka Inada[3],
Yoshito Itoh[1]

A laser endoscopic system (LASEREO : Fujifilm Co., Tokyo, Japan), which was developed in 2012, can improve polyp detection. There are three modes of narrow-band imaging in the laser endoscopic system : BLI (blue laser imaging), BLI-bright, and LCI (linked color imaging). We have reported that BLI magnification predicts cancer depth and that BLI-bright improved polyp visibility more than WL (white light). With respect to LCI, it is brighter than BLI-bright. For colorectal neoplastic lesions, LCI makes lesions reddish and the surrounding mucosa whitish and enables polyps to be more easily visualized. In this chapter, we explain the efficacies of BLI, BLI-bright and LCI in colonoscopy.

[1] Department of Gastroenterology and Hepatology, Kyoto Prefectural University of Medicine, Graduate School of Medical Science, Kyoto, Japan

[2] Department of Surgical Pathology, University Hospital Kyoto Prefectural University of Medicine, Kyoto, Japan

[3] North Medical Center, Kyoto Prefectural University of Medicine, Kyoto, Japan

会议纪要

透明帽和侧翼帽

今枝 博之[1]

山冈 稔[2]

大库 秀树[1]

相马 宏光[2]

芦谷 启吾

藤井 庸平[1]

中尾 将光

都筑 义和

中元 秀友[2]

摘要●大肠镜检查时，如果在内镜前端安装一个透明帽，可以有效保持视野，处置也比较方便，还可提高息肉检出率，对提高大肠镜盲肠到达率及短缩法插镜等都非常有效。另外，在安装侧翼帽时，在退镜过程利用柔软的侧翼固定肠管皱襞，可以边压住皱襞边观察皱襞口侧不易暴露的黏膜或肠管弯曲部位的口侧黏膜，在乙状结肠等部位也可以把皱襞压平展开后进行观察。这对提高肿瘤检出率和息肉发现率是非常有用的，但在提高盲肠到达率和缩短插入时间方面没有优势。虽然到目前为止没有出现严重的并发症，但是有侧翼造成轻微黏膜损伤的报道。

关键词　透明帽　侧翼帽　大肠镜　肿瘤检出率 ADR

[1]埼玉医科大学病院消化管内科　〒350-0495埼玉県入間郡毛呂山町毛呂本郷38
　　E-mail : imaedahi@saitama-med.ac.jp
[2]同　総合診療内科

前言

大肠由于在结构上有弯曲和皱襞，所以在检查时很难保证视野。据报道，为了减少盲区，提升息肉检出率，可以采用一些对策，如在升结肠内进行反转操作，使用广角视野且高清的内镜，利用窄带成像和自体荧光观察等图像增强功能进行观察，以及在前端安装透明帽等[1-3]。

透明帽

报道显示，安装透明帽可以通过减少盲区和调节病变最佳距离来提升息肉检出率，同时对提升大肠镜盲肠到达率以及缩短插入时间等都非常有用[4-6]。除此之外，对放大内镜观察时的焦点调整和放大内镜的浸水观察等也很有效。此外，在进行止血和EMR（endoscopic mucosal resection）等处理时，有助于保持位置防止靶点

偏移，当大肠憩室出血时，将憩室翻到透明帽内观察出血点和进行治疗也非常有用。大肠 ESD（endoscopicsubmucosal dissection）时，不仅可以帮助调节病变的最佳距离，还可通过施加牵张力帮助剥开黏膜下层。此外，还可以将切除下来的标本和异物吸引到帽内。

透明帽包括奥林巴斯公司生产的一次性顶端辅助帽、Top 公司生产的 Obbuliclear®、Mallcap®、伸缩式触头等。另外，也有的机构使用奥林巴斯公司生产的黑色帽。

以插入为目的使用大肠镜时，国外报道认为露出长度在 4mm 以下时是有用的[6]，但正常情况以内镜视野下可以看到一点儿帽的程度为好（**图1**）。

另一方面，以治疗为目的，特别是以 ESD 为使用目的时，安装时，透明帽应露出长一些，遮盖部分视野，确保在病变切面和内镜工作管道

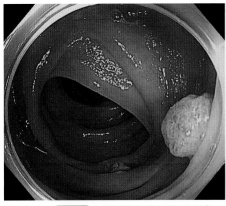
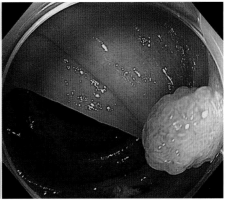

图1 内镜视野下对透明帽的观察
a 安装透明帽观察。
b 用透明帽压住息肉肛侧的皱襞进行观察。

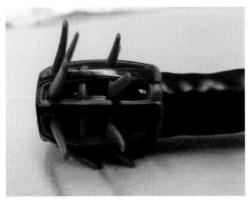

图2 在内镜前端安装侧翼帽,侧翼较柔软,下面的部分受压后变形

口之间的刀具能有充分的视野。Rastogi 等[4] 的报道显示,腺瘤检出率(adenoma detection rate,ADR)正常情况下为 56%,但在使用奥林巴斯公司生产的 4mm 长的透明帽组提高到 69%,从单病例来看息肉发现数(MAP)有了显著增加,正常情况下是 1.4 个,透明帽组为 2.3 个。特别是右半结肠腺瘤及平坦型腺瘤的检出率显著增高。

从插入时间来看也同样,正常为 3.98min,而透明帽组则缩短到 3.29min。但是,de Wijkerslooth 等[5] 的报道显示,虽然插入时间正常为 8.9min,透明帽组缩短到了 7.7min,但 ADR 正常情况下为 28%,透明帽组也是 28%,

并无明显差异。Ng 等[6] 进行的 Meta 分析显示,和正常组相比,透明帽组中 ADR 的相对危险度(relative risk)增加到了 1.08,同时,插入时间也明显缩短了 0.64min。

侧翼帽

侧翼帽(ENDOCUFF®,Arc Medical Design 公司生产)是在透明帽上增加了 2 排柔软的羽翼(侧翼),每排各 8 根,因为插入时较容易折叠,所以不会造成妨碍,退镜时可以刮住皱襞(**图2**),所以对皱襞口侧不容易观察的部位和弯曲部位口侧黏膜也可以在压住皱襞的情况下观察,在乙状结肠等部位也可以把皱襞压平展开后进行观察。(**图3**)。同时,由于它容易在固定黏膜皱襞的状态下观察息肉(**图4**),所以希望它不仅仅用于观察息肉,还可以在治疗时保持内镜的稳定状态,便于处置。插入时侧翼被折叠,轻轻拉镜时侧翼刮住黏膜,大肠容易部分短缩,有望通过乙状结肠的短缩和直线化来提升插入性能。但是,至今为止的多篇报告尚未显示出其在到达盲肠的插入率及插镜时间方面的优势。

Floer 等[7] 进行的多中心随机对照研究结果显示,用普通内镜时 ADR 为 20.7%,安装侧翼帽后则提高到 35.4%,特别是 Is 型息肉检出率明显增加。同机构的 Biecker 等[8] 进行的多中心随机对照研究结果也显示，正常情况下 ADR 为28%，安装侧翼帽后提高到 36%，特别是乙状结肠和盲肠的检出率显著增加，并且小于 1cm 的息肉检出率显著增加。与此同时，de Palma 等[9] 的报告也显示，正常 ADR 为 26.3%，而安装侧翼帽组提高到 29.6%。Chin 等[10] 进行的 Meta 分析中，安装侧翼帽组 ADR 优势明显，特别是 Is 型 ADR 显著提高。另一方面，von Doorn 等[11] 进行的多中心随机对照研究结果显示，正常情况下 MAP 为 1.36 个，而安装侧翼帽组为 1.17 个，呈现出明显的优势（P=0.08），但从 ADR 来看，正常情况为 52%，安装侧翼帽组也是 52%，两者几乎相同。日本国立癌症研究中心中央医院的报道显示，用大肠模型对息肉检测数量进行研讨，发现和正常群体相比，安装侧翼帽组息肉检出率有显著提高[12]。

虽然目前为止尚未出现严重的并发症，但有报道显示侧翼帽可造成黏膜损伤。在溃疡性大肠炎等炎症性肠病中，大肠有炎症易出血时，侧翼帽有可能使出血加重。

同时，和透明帽相比，侧翼帽相对较厚，插入时会略微感觉到阻力，从回盲瓣插入到末端回肠时也可以感觉到阻力，所以有时会出现插入困难的情况。此外，侧翼帽是一次性使用的，

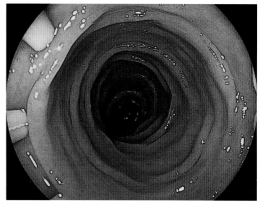

图3 用侧翼帽展开乙状结肠皱襞进行观察

和透明帽相比成本较高。

最近，为了减少侧翼帽造成的黏膜损伤，国外开始销售只有 8 根 1 排侧翼的侧翼帽（ENDOCUFF VISION®），Tsiamoulos 等[13] 的报道显示，ADR 可以提高到 16%，插入时间也可以从 8min 明显缩短到 7min。

结语

安装透明帽和侧翼帽可以提高 ADR，具有临床实用价值，但目前为止，还没有对透明帽和侧翼帽的对比研究数据。期待今后能进一步确定侧翼帽的实用价值。

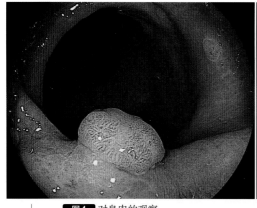

a	b

图4 对息肉的观察
a 安装侧翼帽观察时，可以看到一点儿侧翼。
b 使用侧翼帽固定大肠息肉后容易进行观察。

参考文献

[1] 堀田欣一, 今井健一郎, 伊藤紗代, 他. 大腸腫瘍の拾い上げ診断:ADRを高めるコツ―死角をなくす観点から. 消内視鏡 28:1427-1431, 2016

[2] 竹内洋司, 上堂文也, 東野晃治, 他. 見逃しの少ない大腸内視鏡観察法. 消内視鏡 25:1077-1086, 2013

[3] Takeuchi Y, Inoue T, Hanaoka N, et al. Autofluorescence imaging with a transparent hood for detection of colorectal neoplasms:a prospective, randomized trial. Gastrointest Endosc 72:1006-1013, 2010

[4] Rastogi A, Bansal A, Rao DS, et al. Higher adenoma detection rates with cap-assisted colonoscopy:a randomised controlled trial. Gut 61:402-408, 2012

[5] de Wijkerslooth TR, Stoop EM, Bossuyt PM, et al. Adenoma detection with cap-assisted colonoscopy versus regular colonoscopy:a randomised controlled trial. Gut 61:1426-1434, 2012

[6] Ng SC, Tsoi KK, Hirai HW, et al. The efficacy of cap-assisted colonoscopy in polyp detection and cecal intubation:a meta-analysis of randomized controlled trials. Am J Gastroenterol 107:1165-1173, 2012

[7] Floer M, Biecker E, Fitzlaff R, et al. Higher adenoma detection rates with endocuff-assisted colonoscopy—a randomized controlled multicenter trial. PLoS One 9:e114267, 2014

[8] Biecker E, Floer M, Heinecke A, et al. Novel endocuff-assisted colonoscopy significantly increases the polyp detection rate:a randomized controlled trial. J Clin Gastroenterol 49:413-418, 2015

[9] de Palma GD, Giglio MC, Bruzzese D, et al. Cap cuff-assisted colonoscopy versus standard colonoscopy for adenoma detection:a randomized back-to-back study. Gastrointest Endosc 2017[Epub ahead of print]

[10] Chin M, Karnes W, Jamal MM, et al. Use of the Endocuff during routine colonoscopy examination improves adenoma detection:A meta-analysis. World J Gastroenterol 22:9642-9649, 2016

[11] van Doorn SC, van der Vlugt M, Depla A, et al. Adenoma detection with Endocuff colonoscopy versus conventional colonoscopy:a multicentre randomised controlled trial. Gut 66:438-445, 2017

[12] Pioche M, Matsumoto M, Takamaru H, et al. Endocuff-assisted colonoscopy increases polyp detection rate:a simulated randomized study involving an anatomic colorectal model and 32 international endoscopists. Surg Endosc 30:288-295, 2016

[13] Tsiamoulos ZP, Misra R, Rameshshanker R, et al. Impact of a new distal attachment on colonoscopy performance in an academic screening center. Gastrointest Endosc 2017[Epub ahead of print]

Summary

Transparent Hood and Endocuff

Hiroyuki Imaeda[1], Minoru Yamaoka[2],
Hideki Ohgo[1], Hiromitsu Souma[2],
Keigo Ashitani, Yohei Fujii[1],
Masamitsu Nakao, Yoshikazu Tsuzuki,
Hidetomo Nakamoto[2]

Attachment of a transparent hood to the tip of the colonoscope facilitates maintenance of the visual field and treatment. It has improved not only the adenoma detection rate but also the cecal intubation rate and time. The soft wings of the Endocuff, which hook to the fold during retrieval of the colonoscope, facilitate the observation of the oral side of the fold, thus helping in straightening the sigmoid colon and improving the adenoma detection rate. However, the cecal intubation time and rate was not improved. It had no severe adverse effects, except a minor mucosal injury.

[1] Department of Gastroenterology, Saitama Medical University, Saitama, Japan
[2] Department of General Internal Medicine, Saitama Medical University, Saitama, Japan

早期胃癌研究会病例

1 例特殊镜下所见的早期直肠癌

松下 弘雄[1]　　　永塚 真[2]　　　田中 义人[1]

山野 泰穂　　　吉川 健二郎　　　高木 亮

原田 英嗣　　　中冈 宙子　　　吉田 优子

津田 一范　　　加藤 文一朗　　　今井 靖

上杉 宪幸[2]　　　菅井 有

早期胃癌研讨会病例（第55回「胃と腸」大会）
[1]秋田赤十字病院消化器病センター　〒010-1495秋
　田市上北手猿田字苗代沢222-1　E-mail : hiroo_
　matsushita@akita-med.jrc.or.jp
[2]岩手医科大学医学部病理诊断学講座

摘要●患者 60 多岁，男性。直肠发现病变后被介绍到笔者所在医院。进行了全大肠镜检查，发现直肠乙状部有直径为 20mm 的 Ip 型病变。颜色发红，表面为结构完全不同的两部分，一部分相对光滑，另一部分明显凹凸不平。放大镜下见病变间质较宽，出现了各种形态的腺管开口。虽然判断是上皮性病变，但难以判定是肿瘤还是非肿瘤，所以为进行诊断性治疗而进行了内镜下黏膜切除术（EMR）。病理诊断为 adenocarcinoma in adenoma; carcinomacomponent, well to moderately differentiated adenocarcinoma (tub1+tub2); depth, m (pTis); ly0; v0; adenoma component, tubular adenoma with moderate atypi (a low grade); margin, negative。这是 1 例包括放大镜所见在内，呈现了和以往管状腺瘤及早期癌不同的内镜表现，并且非常有意义的病变。

关键词　大肠肿瘤性病变　早期大肠癌　放大内镜诊断

前言

承蒙前辈们知识的积累以及 NBI（narrow band imaging）[1]、色素放大内镜观察[2-7]的普及，使得今天我们在进行大肠镜诊断时，即使是不经过活检也能进行一定程度的诊断。但是，有时由于各种原因，我们也遇到过难以诊断的病变，这也是不可否认的事实。在此报道 1 例由于特殊的内镜下所见，难以做出镜下诊断的病例。

病例

患者：60 多岁，男性。

主诉：无（体检便潜血阳性）。

现病史：体检显示便潜血阳性，在附近医院进行了大肠镜检查，发现直肠有病变，介绍到笔者所在医院接受诊疗。

既往史：无特殊记录事项。

家族史：无特殊记录事项。

初诊时症状：腹部平坦、柔软，其他无特别所见。

血液生化检查：无特殊记录事项。

大肠镜检查　直肠乙状部见直径 20mm 大小的有茎性病变。周围黏膜未见受累，移动性良好，界限分明，颜色发红，表面包括结构完全不同的两部分，一部分相对光滑，另一部分明显凹凸不平（**图 1**）。靛胭脂染色（**图 2**）、结晶紫染色

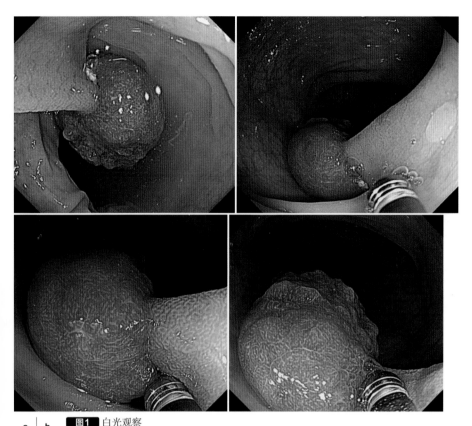

a	b
c	d

图1 白光观察

直肠乙状部有直径 20mm 大小的有茎性病变，发红，移动性良好。

下放大观察（**图3**），相对光滑的部位呈略细长的管状或分支状腺管开口，另见少量的圆形腺管开口。和通常腺瘤所见的管状、分支状腺管开口不同，和周围正常腺管相同或略小，且开口间宽度较大，间质相对于腺管的面积比例较高，有异常的感觉。显著凹凸的部位呈几个分叶状，表面腺管呈现不同形态的开口。虽然开口之间的间质宽度不均匀，但腺管密度比光滑部位略低。开口部位大小不同，形态不一，种类繁多，包括小圆形、横向 U 字形、分支状等，相对于边沿错综复杂的部位和好像被间质压迫的腺管，开口内侧也有凸出的连续曲线构成的部分。给人的印象像是浮石的表面结构，有无数大小不同的孔（**图2，图3**）。

虽然通过上述所见可以判断是上皮性病变，但印象上和一般性的肿瘤性病变、通常的腺瘤及锯齿状病变不同，和错构瘤、炎症性息肉等非肿瘤性病变[8]也不同，难以判断是肿瘤还是非肿瘤。但是，如前所述，考虑到应该是上皮性病变，判断可以进行内镜切除术，并进行了诊断性 EMR（endoscopic mucosal resection）。

实体显微镜所见 病变形态为有茎性，大小为 20mm × 20mm × 16mm。和内镜检查相同，看到相对光滑部分和显著凹凸部分，相对光滑的部分可见小圆形、管状腺管，显著凹凸的部分可见大小、形态、间质宽度均不规则的腺管。切开这两个区域相连通的部位后制作了病理标本（**图4**）。

病理组织学所见 病变在放大内镜下所见：①相对较光滑部分，表面腺管呈管状结构（区域 1，**图5a**，黄框部分）；②显著凹凸部分，表面腺体呈浮石状结构（区域 2，**图5a**，黄绿框部分）。

区域 1 中病变表面光滑（**图5b**），间质见炎性细胞浸润、毛细血管增生（**图5c**）。病变大部

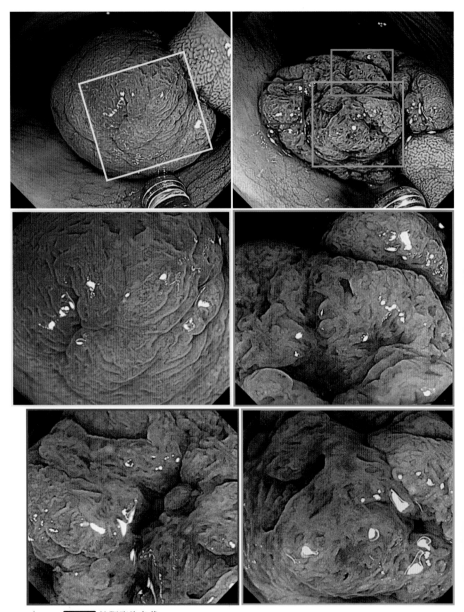

a	b
c	d
e	f

图2 靛胭脂染色像

a 相对较光滑的部分。

b 显著凹凸的部分。

c a 中黄框部分的放大像。相对较光滑部分为小且略细长的管状腺管、分支腺管和少量的圆形腺管。腺管间宽度相对较大。

d~f b 的放大像（**d: b** 的绿框部分；**e: b** 的红框部分；**f: b** 的蓝框部分）。显著凹凸部分腺管大小不同，形状不一，种类繁多，包括小圆形、横向 U 字形、分支状等，相对于边沿错综复杂的部位和好像被间质压迫的腺管，开口内侧也有凸出的连续曲线构成的部分。像是浮石的表面结构，有无数大小不同的孔。

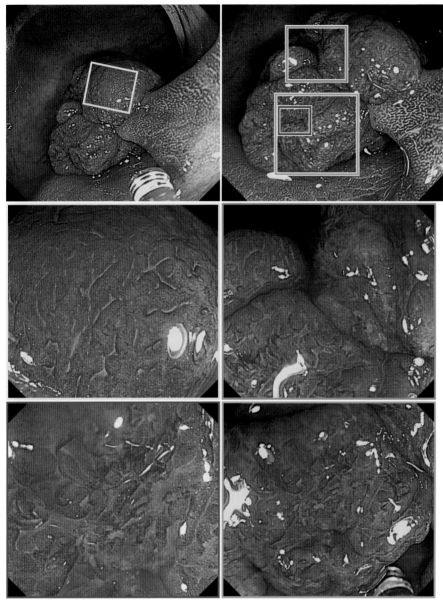

a	b
c	d
e	f

图3 结晶紫染色像

a 相对较光滑的部分。

b 显著凹凸部分。

c a 中黄框部分的放大像。和靛胭脂染色图像相同，包括腺管间宽度较大且细长的管状腺管、分支腺管和相对少量的圆形腺管。

d~f b 的放大像（**d**：b 的绿框部分；**e**：b 的红框部分；**f**：b 的蓝框部分）。显著凹凸部分腺管大小不同，开口形状种类繁多，包括小圆形、横向 U 字形、分支状等。

分由中度异型的管状腺瘤构成（**图5c**），但黏膜中层散乱分布着不规则分支状的腺管结构（**图5d**）。虽然细胞构成和腺瘤类似，但从结构异型角度来判断，应该是限于黏膜内的高分化管状腺癌。

区域 2 中病变表面的凹凸程度显著增强（**图5e**），间质中可以看到较重的炎性细胞浸润和红细胞成分的外溢（**图5f**）。虽然大部分由中等

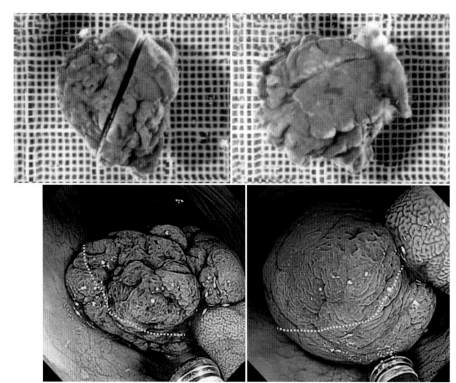

a	b
c	d

图4 实体显微镜下（**a，b**），为使平坦部分和显著凹凸部分在同一切片上体现（**c，d**），特别在切开后制作了标本

异型管状腺瘤构成，但黏膜中层出现了融合状腺管形成的肿瘤腺管（**图5g**）。虽然细胞异型程度较轻，但从结构异型角度判断应该是限于黏膜内的中分化管状腺癌。根据上述所见，病理诊断为：adenocarcinoma in adenoma；carcinoma component，well to moderately differentiated adenocarcinoma（tub1+tub2）；depth，m（pTis）；ly0；v0；adenomacomponent，tubular adenoma with moderate atypia（low grade）；margin，negative。

免疫组化所见 区域1中腺瘤成分、癌成分均为MUC2（＋）、MUC5AC（－）（**图6a，c，e，g**）。区域2中，腺瘤成分为MUC2（＋）、MUC5AC（＋），而癌成分为MUC2（＋）、MUC5AC（－）（**图6b，d，f，h**）。从ki-67阳性细胞率来看，区域1的腺瘤成分为40.3%，癌成分为27.3%；区域2的腺瘤成分为11.9%，癌成分为30.6%。p53显示，区域1及区域2的腺瘤成分及癌成分

均出现了较多的、比肿瘤细胞微弱的核阳性现象（**图7**）。

分子病理学解析 用福尔马林固定石蜡包埋标本制作厚度为10μm的切片，按照模型抽出DNA[9]。用挑选出来的DNA对癌相关遗传基因变异解析、DNA甲基化解析及MSI（microsatellite instability）进行了讨论。DNA甲基化状态的判定依据为Kaneda等[10]的2 panel法。MSI的判定依据NCI（National Cancer Institute）标准[11]。

本病变中，APC遗传基因在codon1309-1310上缺失5个碱基对，*KRAS*遗传基因在codon12上可以看到GGT（Gly）→GAT（Asp）的突变。*p53*遗传基因并未出现变异。DNA甲基化显示为中等程度的甲基化状态，未出现MSI（**图8**）。

讨论

当今对大肠病变的内镜诊断除了通常的白光观察外，还可通过图像增强内镜（image

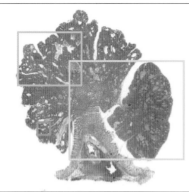

图5 病理组织学检查

a 放大镜像。

b a 中黄框部分的放大像（区域1）。表面光滑。

c b 中绿框部分的放大像（区域1）。病变大部分由中度异型的管状腺肿构成，间质见炎性细胞浸润、毛细血管增生。

d b 中红框部分的放大像（区域1）。虽然细胞构成和腺瘤类似，但从腺体异型角度判断，应该是限于黏膜内的高分化管状腺癌。

e a 中黄绿框部分的放大像（区域2）。表面严重凹凸不平。

f e 中橙色框部分的放大像（区域2）。大部分由中度异型的管状腺瘤构成，间质见炎性程度较重的细胞浸润和红细胞成分的外溢。

g a 的蓝框部分放大像。黏膜中层出现了融合状腺管的肿瘤腺管。从腺管异型角度判断，应该是限于黏膜内的中分化管状腺癌。

a	
b	c
d	e
f	g

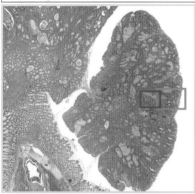
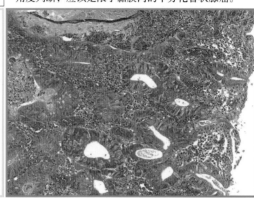
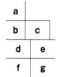
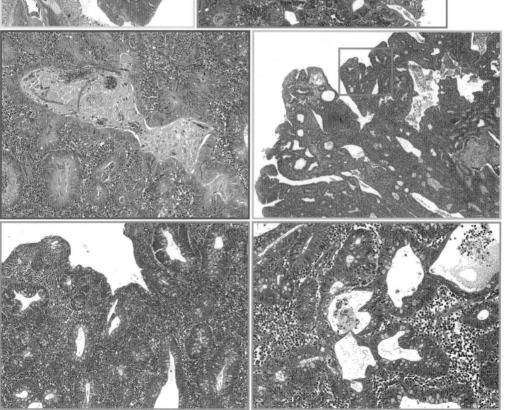

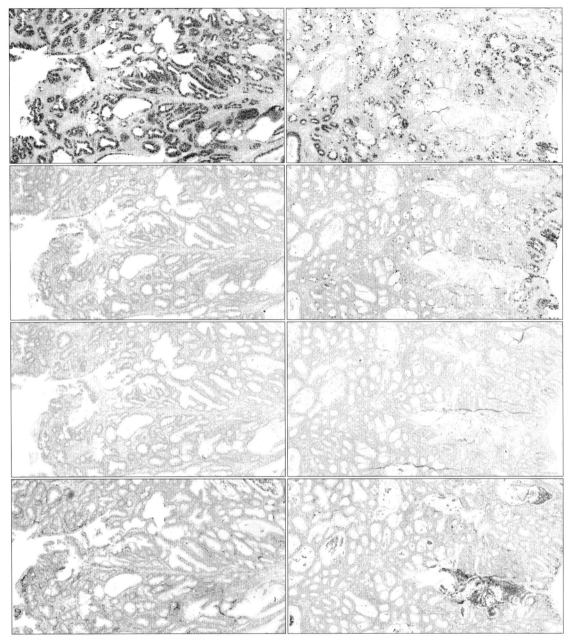

a	b
c	d
e	f
g	h

图6 免疫组化染色图像

a MUC2（区域1）。

b MUC2（区域2）。

c MUC5AC（区域1）。

d MUC5AC（区域2）。

e MUC6（区域1）。

f MUC6（区域2）。

g CD10（区域1）。

h CD10（区域2）。

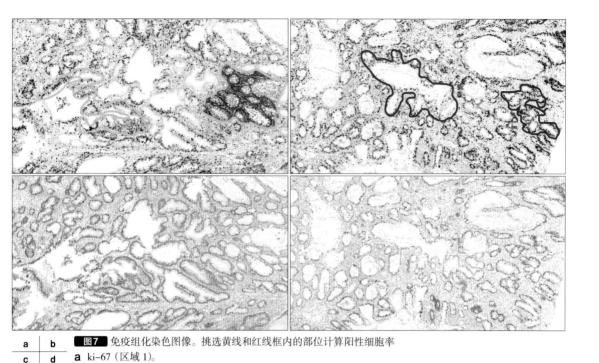

a	b
c	d

图7 免疫组化染色图像。挑选黄线和红线框内的部位计算阳性细胞率

a ki-67（区域1）。
b ki-67（区域2）。
c p53（区域1）。
d p53（区域2）。

enhancement endoscopy，IEE）等提升诊断能力，很多报道显示其效果非常显著。同时，使用放大内镜的腺管分型（pit pattern）诊断也越来越普及，并且还出台了JNET（the Japan NBI expert team）分类，可以在不活检的情况下进行定性诊断、浸润深度诊断。

但是像本例病变一样，也确实存在呈现特殊内镜所见，难以确定诊断的病变。虽然最终结果显示本病变属于腺瘤内癌，但就笔者所在医院而言，就连是肿瘤还是非肿瘤都难以判断，更不用说是癌症诊断了。本病例中，笔者等在内镜检查时难以确定诊断的原因，首先是在通常的白光观察中出现了明显发红、部分区域凹凸不平、明显水肿的现象，粗略一看很容易给人炎性息肉和错构瘤等肿瘤性病变的印象。

放大观察时，腺体结构呈现完全不同的两个部分，一部分相对较光滑，另一部分凹凸明显。前者相对较小，和典型病变相比，可见间质宽大的管状腺管开口；后者像是浮石的腺管结构，有无数大小不同的孔。如果是仅由前者构成的病变，判断有可能是肿瘤性病变，但另一方面也存在后者这样的结构，将其表面腺体结构一元化考虑时，就和白光观察时的印象相同，所以就更难判断了。

虽然分子病理学解析中，无法分别对相对光滑的部分和显著凹凸部分的两种成分进行提取解析，但可以确认到APC、KRAS遗传基因的变异，所以很可能是经腺瘤癌变路径（adenoma-carcinoma sequence）[12]发生的病变。因此，从分子病理学角度来说和正常腺瘤并无差异，黏膜固有层间质中红细胞成分出现了明显的外溢和炎性细胞浸润，推测可能是机械性刺激和局部炎症造成了浮石状的形态变化。也就是说，外部原因使得原本的肿瘤特征难以被捕捉到，这才是难以进行内镜诊断的真正原因。

该病例留给我们的反思之处是，应该想到有蒂性病变表面产生的外因性物理性影响有可能会造成腺体结构发生变化。当然像本病例这样的

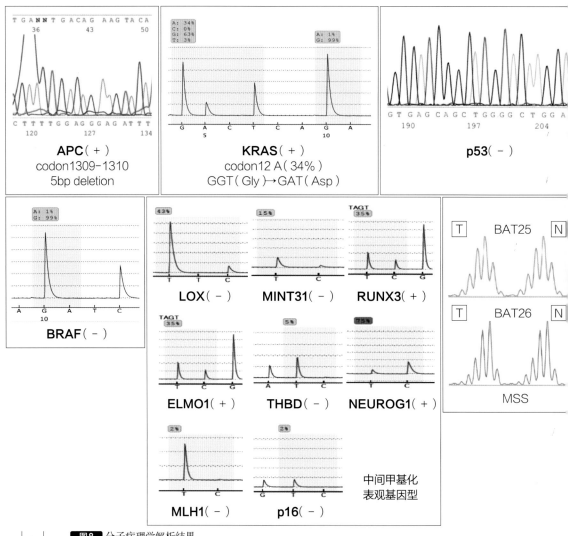

图8 分子病理学解析结果

a	b	c
d	e	f

a *APC* 遗传基因变异解析（PCR-SSCP 法）。
b *KRAS* 遗传基因变异解析（pyro-sequencing 法）。
c *p53* 遗传基因变异解析（PCR-SSCP 法）。
d *BRAF* 遗传基因变异解析（pyro-sequencing 法）。
e DNA 甲基化解析（bisulfite- pyrosequencing 法）。
f MSI 解析（PCR-MSI 法）。
PCR：聚合酶链反应；SSCP：单链构象多态性；MSI：微卫星不稳定性；MSS：微卫星稳定性。

腺体结构肯定是非常少见的，但确实有可能受到各种影响，我们在诊断时必须对此有清醒的认识，这一点非常重要。

结语

我们遇到了 1 例呈特殊内镜所见的早期直肠癌，所以把它作为非常难得的病例进行了报道。此外，我们还向 2016 年第 55 次"胃与肠"大会提供了该病例。

参考文献
[1] 佐野寧，田中信治，工藤進英，他. The Japan NBI Expert

Team(JNET)大腸拡大 Narrow Band Imaging(NBI)分類. Intestine 19:5–13, 2015

[2] 工藤進英, 三浦浩二, 高野征雄, 他. 微小大腸癌の診断—実体顕微鏡所見を含めて. 胃と腸 20:831–841, 1985

[3] 工藤進英, 日下尚志, 中島孝司, 他. 陥凹型早期大腸癌の微細表面構造—拡大電子スコープ, 実体顕微鏡の腺口形態の解析より. 胃と腸 27:963–975, 1992

[4] 工藤進英. 早期大腸癌—平坦・陥凹型へのアプローチ. 医学書院, 1993

[5] 工藤進英. 大腸 pit pattern 診断. 医学書院, 2005

[6] 山野泰穂, 吉川健二郎, 木村友昭, 他. 早期大腸癌の精密画像診断—拡大内視鏡観察(pit pattern). 胃と腸 45:822–828, 2010

[7] 山野泰穂, 木村友昭, 吉川健二郎, 他. pit pattern と遺伝子. 消内視鏡 24:1187–1193, 2012

[8] 松下弘雄, 山野泰穂, 今井靖, 他. 非腫瘍性病変に対する拡大内視鏡によるアプローチ. 早期大腸癌 6:449–458, 2002

[9] Sugai T, Habano W, Nakamura S, et al. Correlation of histologic morphology and tumor stage with molecular genetic analysis using microdissection in gastric carcinomas. Diagn Mol Pathol 7:235–240, 1998

[10] Kaneda A, Yagi K. Two groups of DNA methylation markers to classify colorectal cancer into three epigenotypes. Cancer Sci 102:18-24, 2011

[11] Boland CR, Thibodeau SN, Hamilton SR, et al. A National Cancer Institute Workshop on Microsatellite Instability for cancer detection and familial predisposition : development of international criteria for the determination of microsatellite instability in colorectal cancer. Cancer Res 58:5248-5257, 1998

[12] Vogelstein B, Fearon ER, Hamilton SR, et al. Genetic alterations during colorectal-tumor development. N Engl J Med 319:525-532, 1988

Summary

Early Rectal Cancer with Atypical Endoscopic Findings, Report of a Case

Hiro-o Matsushita[1], Makoto Eizuka[2],
Yoshihito Tanaka[1], Hiro-o Yamano,
Kenjiro Yoshikawa, Ryo Takagi,
Eiji Harada, Michiko Nakaoka,
Yuko Yoshida, Kazunori Tuda,
Bunichiro Kato, Yasushi Imai,
Noriyuki Uesugi[2], Tamotu Sugai

A 60-year-old male underwent colonoscopy because of a positive fecal occult-blood test. A reddish Ip lesion with a diameter of approximately 20mm and two compartments on the surface was observed in the rectosigmoid. Magnified endoscopic view showed atypical surface structures in both compartments.

Although the lesion was considered to be epithelial, a definitive diagnosis pertaining to the cancerous nature of the lesion was difficult. Therefore, an endoscopic mucosal resection was performed.

Pathological diagnosis confirmed a well-to-moderately differentiated adenocarcinoma with the following characteristics : (tub1,2) ; depth, m (pTis) ; ly0 ; v0 ; pHM0 ; and pVM0. The adenocarcinoma was also revealed to be tubular with low-grade dysplasia.

Endoscopic findings showed that the lesion was different from conventional tubular adenomas and early cancers ; therefore, it was considered to be of interest.

[1] Digestive Disease Center, Akita Red Cross Hospital, Akita, Japan
[2] Department of Molecular Diagnostic Pathology, Iwate Medical University School of Medicine, Morioka, Japan

来自 2016 年 3 月例会

长浜 隆司[1]　永田 信二[2]

[1]千葉德洲会病院消化器内科内視鏡センター
[2]广岛市立安佐市民病院内視鏡内科

2016 年 3 月份的早期胃癌研究会于 3 月 16 日（星期三）在笹川纪念会馆 2F 国际会议厅隆重举行，由长浜（千叶德洲会医院消化内科内镜中心）和永田（广岛市立安佐市民医院内镜内科）担任主持，由二村（福冈大学医学系病理学讲座）负责病理解读。

[第 1 例] 50 多岁男性患者，胃底腺黏膜型胃癌（病例提供：高知红十字医院消化内科 内多训久）。

2013 年，因胃体上部胃癌进行了 ESD（endoscopic submucosal dissection）。随访胃镜时发现胃体下部小弯部位病变，被介绍到该医院。

图像解读由山崎（岐阜县综合医疗中心消化内科）负责。山崎解读内容：通常内镜白光下所见：

背景黏膜为伴有萎缩的根除 *Hp* 后的黏膜表现，胃体下部小弯前壁近见轻度发红且界限不明显的 10mm 左右的平坦隆起性病变（图 1a），染色后所见相同，诊断为 0-IIa 型分化型 M 癌。

NBI（narrow band imaging）放大内镜检查（图 1b）见病变的背景黏膜萎缩，病变被腺窝边缘上皮围绕，病变上皮腺体大小不同，结构不规则。血管形态直径大小不同，走行不规则，为分化型腺癌所见，部分区域白色带（white zone）不分明且腺管密度增高。同时，另一部分几乎没有 white zone 的不规则，且腺管密度较低，考虑为 *Hp* 除菌后，部分区域异型程度较低或被非肿瘤性黏膜覆盖后所见，考虑为 0-IIa 型 M 癌，*Hp* 除菌后，癌与表面结构略正常的区域混合在一起

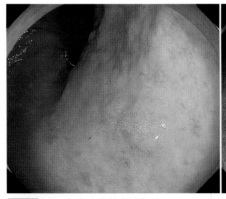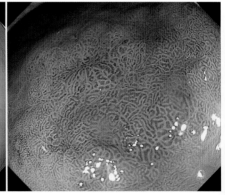

a ｜ b

图1 ［第 1 例］患者检查图像
a 胃镜检查图像。
b NBI 放大内镜检查图像。

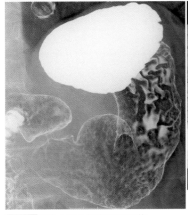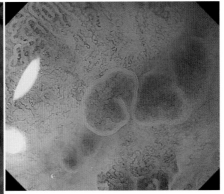

a | b

图2 ［第2例］患者检查图像
a X线造影影像。
b NBI 放大内镜检查图像。

的病灶。竹内（长冈红十字医院消化内科）表示，该病变是 *Hp* 除菌后出现的，表层分化严重，部分已经被非肿瘤的黏膜所覆盖，这就是正常内镜和色素内镜下难以明确其范围的原因。同时，对此类病变进行诊断时，不需要在所有部位捕捉癌的 NBI 特点，最重要的是找到哪里有最典型的癌性所见。从这个观点出发来对图像进行解读，大小明显不同且呈乳头颗粒状结构的部位就是典型的癌的部位，周围有非肿瘤性的黏膜，诊断范围时，根据背景黏膜的非肿瘤性黏膜来确定病变的范围是非常重要的。齐藤（市立旭川医院消化疾病中心）发言表示，黏膜集中并有一定厚度，应该考虑是 SM 浸润。

病理解说由赖田（高知红十字医院病理诊断科部）负责。该病例进行了 ESD 治疗，最初诊断为高分化型腺癌，但在临床提醒后，向病理科进行了咨询，最终诊断为胃底腺黏膜型胃癌，浸润深度部分区域达 SM。初看时，表层呈腺窝上皮样结构，伴有核肿大和极性紊乱，和侧方的正常腺窝上皮形成癌前缘，表层中也有肿瘤。中间部分为壁细胞形态的核异型细胞，深处还可以看到主细胞样的细胞增生，该细胞有嗜碱性细胞质。免疫染色图像中，从中部到深处 pepsinogen 1、MUC6、H^+/K^+-ATPase 呈阳性，表层可见 MUC5AC 阳性，以此可诊断为胃底腺黏膜型胃癌。浸润深度为 SM，β-catenin 为阴性。正如图像解读所指出的，表层被散乱分布的非肿瘤性黏膜所覆盖。同时，黏膜下层并未出现纤维化现象。

八尾（顺天堂大学研究生院医学研究系人体病理病态学）表示，虽然本病例表层 MUC5AC 明显为阳性，是腺窝上皮中的分化型癌，但中层到深处由各种免疫染色呈不成熟的细胞构成，从表面来看只能认为是腺窝上皮型癌，最近此类胃底腺黏膜型胃癌逐渐增多，恶性度也较高。渡边（PCL JAPAN 病理、细胞诊断中心）表示，正常的腺癌中，黏膜深处为胃蛋白细胞，癌呈现向副细胞分化的趋势，八尾还进一步说明，现在普遍把呈现此类分化的癌称为胃底腺黏膜型胃癌。

［第2例］ 70多岁女性患者，乳腺癌胃转移（病例提供：福冈大学医学系消化内科石桥英树）。

无特别症状，在附近医院体检时进行了上部消化道内镜检查，被告知胃部有病变，为进一步精查及治疗被介绍到笔者所在医院就诊。

影像解读由柴垣（岛根大学医学系附属医院光学医疗诊疗部）负责。X线造影（**图2a**）见胃体到胃角部多发性病变，周围黏膜略微隆起，中心部不规则凹陷。考虑为 MALT（mucosa-associated lymphoid tissue）淋巴瘤或低分化型胃癌。齐藤（市立旭川医院消化疾病中心）发言表示，从形态学方面来说，粗略一看是糜烂性胃炎的表现，但凹陷处有胡须状的突出，从局部所见来看应该是肿瘤，所以根据病例判断考虑是乳腺癌转移到了胃部。赵（洛和会丸太町医院消化内科）发言表示，在凹陷周围的隆起中也有压迫像，所以应该是有一定硬度和肿瘤量的黏膜下层主体在病变中形成隆起，中间呈凹陷，是乳腺癌向胃部的转移，和

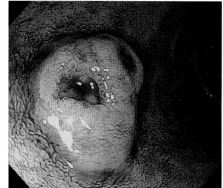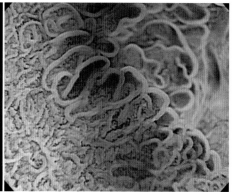

图3 ［第 3 例］患者检查图像

a 内镜检查图像。

b NBI 放大内镜检查图像。

齐藤的诊断相同。滨本（手稻溪仁会医院消化内镜中心）发言表示，应该特别指出的是，该病变应该和与 EBV（Epstein-Barr virus）相关的多发的分化型胃癌相鉴别。但是，该病变和正常的分化型癌的边缘影像不同，未呈现蓬乱状态，所以难与上述疾病特点符合，乳腺癌胃转移的典型表现是演变成硬癌，此例考虑是转移到黏膜固有层的乳腺癌胃转移。内镜图像中，背景是轻微的萎缩性胃炎，胃体部位褪色调的不规则的多发凹陷，并伴有周围隆起。凹陷界限相对较分明，未出现蚕食像，且为多发，所以并不是上皮性肿瘤，但根据凹陷的形态可以否定是 MALT 淋巴瘤，凹陷并不是特别不规则，也可以排除低分化癌。同时，也并不是典型的从其他器官转移到胃部的表现。在 NBI（narrow band imaging）放大像（**图2b**）中，柴垣描述了背景黏膜呈类圆形的腺管开口，属于胃底腺残留黏膜。同时，根据图像解读，病变凹陷部分的表面结构不清晰，还可以看到微细血管，但未形成网格状，直径也没有不同，不能视为肿瘤血管，所以和低分化型的放大内镜表现不同，是位于黏膜固有层深处的肿瘤，表面为自发坏死表现。可以明确不是上皮性肿瘤，应该是某种实性细胞成分向黏膜固有层的增殖，但无法做出具体诊断。齐藤、滨本根据内镜表现，认为和X线结论相同，诊断为乳腺癌向胃部的转移。齐藤表示，其排列次序散乱，凹陷形态呈椭圆形的特征是与良性糜烂相鉴别的依据。

病理解说由二村（福冈大学医学系病理学讲座）负责。在活检标本信息中了解到患者既往有乳腺癌的病史，考虑到为多发病灶、有乳腺癌手术史以及肿瘤细胞的形态和性质，最终诊断为乳腺癌向胃部的转移。原发的乳腺癌为浸润性的乳腺癌，部分可以看到硬癌、小叶癌的组织图像。虽然之前的医生诊断为浸润性乳腺癌，但应该在浸润性乳腺癌中呈阳性的 E-cadherin 在这里呈阴性，所以诊断为小叶癌。活检标本组织像中，残留有 1 层的腺窝上皮，肿瘤细胞增殖充满整个黏膜固有层，免疫染色中 cytokeratin-7、GCDFP-15、GATA-3 为阳性，细胞性质和乳腺癌细胞一致。即使从 HE 染色标本的形态来看，也应诊断为小叶癌。海崎（福井县立医院病理诊断科）的病理诊断结果也相同。菅井（岩手医科大学医学系病理诊断学讲座分子诊断病理学领域）表示，原发的组织影像显示为浸润性乳腺癌，E-cadherin 虽然有参考价值，但不足以得出确切的诊断结果，所以小叶癌尚有疑义。最后，石桥对本病例和日本全国报道的实例进行了解说。

［第 3 例］ 60 多岁男性患者。在 Brunner 腺发生十二指肠癌（病例提供：松山红十字医院胃肠中心原田英）。

患者无特别症状，体检时在之前的医院进行上消化道内镜检查，发现十二指肠病变，为进一步精查和治疗被介绍到笔者所在医院并接受了检查。

影像解读由桥本（新泻大学研究生院牙科学综合研究科消化内科学领域）负责。X线造影影像显示，十二指肠前壁有隆起性病变，并伴有小于 10mm 的中心凹陷。有明显的隆起，凹陷呈类圆

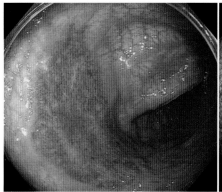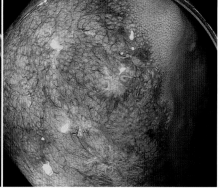

a | b

图4 ［第4例］患者消化道内镜检查图像
a 内镜检查图像。
b NBI放大内镜检查图像。

形。隆起表面相对较平滑，侧位像未发现有壁硬化现象。隆起规则，考虑是非上皮性的十二指肠黏膜下肿瘤（submucosal tumor，SMT），可见部分凹陷，所以诊断为GIST（gastrointestinal stromal tumor）。齐藤（市立旭川医院消化疾病中心）表示，这是伴随有明显架桥皱襞（bridging fold）的SMT，表面虽然光滑但有糜烂，且发生于十二指肠球部，所以从概率来说首先想到的是良性肿瘤。内镜图像（**图3a**）显示，该病变为10mm大的隆起性病变，并伴有平缓隆起，隆起的边缘清楚明了，病变主要位于黏膜下层到黏膜固有层，凹陷部位也未发现上皮性肿瘤所见，所以诊断为Brunner腺的过形成、异位胃腺。NBI放大内镜图像（**图3b**）显示，该病变和正常的十二指肠绒毛不同，结构和胃的腺窝上皮相似，未发现有恶性现象，所以诊断为胃黏膜异位。土山（石川县立中央医院消化内科）指出，放大内镜检查中发现腺窝之间距离开大，腺窝边缘上皮有锯齿状（serrated）变化，所以诊断为异位胃黏膜形成的幽门腺型腺瘤。

病理解说由九嵨［滋贺医科大学医学系临床检查医学讲座（附属医院病理诊断科）］负责。该患者进行了ESD（endoscopicsubmucosal dissection）治疗。病理诊断为起源于布氏（Brunner）腺的胃型腺癌，包含一部分相当于腺瘤的成分。隆起的表面被非肿瘤性的十二指肠黏膜所覆盖，原本Brunner腺存在的层面出现了不规则的腺管增生。在和胃腺窝上皮类似的区域呈现胃上皮化生、腺窝上皮过形成。病变存在正常Brunner腺的过形

成、腺瘤和腺癌的部分，且各部分均可见癌前缘（Front）。免疫染色中，整体MUC6着色，癌部分MUC5AC阳性，MIB1 index较高，且不规则。海崎（福井县立医院病理诊断科）表示，应该庆幸是在Brunner腺上发生的。伴（独协医科大学越谷医院病理诊断科）表示，腺瘤表面形成了增殖细胞，很多异型程度较严重的细胞就是从这些细胞中衍生出来的。小山（佐久综合医院佐久医疗中心内镜内科）提出了一个疑问，在放大内镜像所见到的不同之处到底有怎样的病例组织方面的区别，九嵨解释说，腺管密度低的部分是由于黏膜深层有癌浸润。

［第4例］ 70多岁男性患者。局限性直肠淀粉样变（病例提供：德岛县立中央医院消化内科 高桥幸志）。

因为腹泻进行了下消化道内镜检查，提示直肠部位有病变。

图像解读由三上（神户市立医疗中心西市民医院消化内科）负责。常规观察（**图4a**），发现范围占肠腔半周的发红的凹陷性病变，病变的伸展性良好，周围黏膜也没有发现炎症。在靛胭脂染色图像中，凹陷性病变更加清晰。根据以上观察结果，发现没有上皮性肿瘤所见，可以诊断为直肠的局限性淀粉样变。山野（秋田红十字医院消化疾病中心）根据腺管间隔扩大，间质中细胞成分浸润这一现象，考虑应该是淋巴细胞浸润，可能是淋巴瘤。根据三上的影像解读，NBI（narrow band imaging）放大观察（**图4b**）结果显示，血管较细，未出现上皮性肿瘤所见，黏膜下有某种不

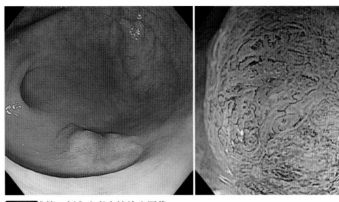

图5 ［第5例］患者内镜检查图像
a 常规内镜检查图像。
b NBI放大内镜检查图像。

明物质（淀粉样变）沉淀。

山野读片认为，现有的血管结构仍有残留，如果黏膜下有物质沉淀，血管就会被破坏。齐藤（市立旭川医院消化疾病中心）读片认为，正常黏膜发生了萎缩，有某种非肿瘤性物质沉淀，假性黏膜下肿瘤成分（淋巴增殖性疾病）增殖，形成多结节性隆起。齐藤也诊断为直肠的局限性淀粉样变。赵（洛和会丸太町医院消化内科）读片认为，如果是淀粉样变血管会很脆弱，容易引起出血。根据血管症状，将其诊断为非典型 MALT（mucosa-associated lymphoid tissue）淋巴瘤。齐藤则表示，如果是淋巴增殖性疾病，肿瘤增殖会在黏膜下形成肿块。而田中（广岛大学医院内镜诊疗科）说，该病例血管光滑且呈网格状，散乱的细胞分布密集，所以他认为应该不是淀粉类物质沉淀，根据 EUS（endoscopic ultrasonography）图像，可以确定不是淋巴瘤。虽然出现了第3层增厚，但赵表示很难根据 EUS 进行定性诊断。齐藤补充说，根据 EUS 的高回声所见应该是淀粉类物质。

病理解说由佐竹（德岛县立中央医院病理诊断科）负责。该病例诊断为直肠局限性淀粉样变。对直肠以外部位的活检结果，并未发现淀粉类物质的沉淀。黏膜固有层上有嗜酸性无结构物质的沉淀，仅凭 HE 染色就可以诊断为是淀粉类物质的沉淀。在高锰酸钾处理后的刚果红染色中，黏膜内有染成橙红色的物质，在偏振光下可以看到绿色偏振光，所以诊断为淀粉样变。新井（东京都健康长寿医疗中心病理诊断科）表示，因淀粉类物质沉淀使得隐窝和覆盖上皮出现了萎缩，和内

镜症状一致。免疫染色中，淀粉 A 阴性、转体基因蛋白阴性、β_2 微球蛋白阴性，所以应该不是 AA、老年、透析淀粉样变，最容易想到的是 AL 淀粉样变。本例最有趣的是局限性直肠淀粉样变，很难和淋巴增殖性疾病进行区别。

［第5例］　60多岁女性患者。经过仔细的内镜检查诊断为起源于 SSA/P（sessile serrated adenoma/ polyp）的早期大肠癌（病例提供：岩手医科大学医学系内科学讲座消化内科消化道领域，鸟谷洋右）。

大肠癌手术后随访中在下消化道内镜检查时发现了病变。

影像解读由河野（圣玛利亚医院消化内科）负责。灌肠 X 线造影显示，盲肠上有大小 15mm 左右平坦的隆起性病变，边沿呈分叶状，内部有淡淡的不规则钡斑，为上皮性肿瘤，未发现伸展不良现象，诊断为黏膜内或黏膜下浅层的病变。常规镜下所见（**图5a**），盲肠见界限分明的平坦的隆起性病变。隆起中央明显发红，周围为褪色调部分。周围的褪色调部分未出现腺管开口变大或黏液附着现象，是以过形成为主体的病变。从浸润深度来看，发红隆起部分较厚，是有 1mm 左右浸润深度的 SM 病变。靛胭脂染色下，界限分明，只有发红隆起部位结构异型程度较深，褪色调部位和周围一样，腺管密度低，也无黏液附着和腺管开口变大所见，可能是以过形成为主体的病变。齐藤（市立旭川医院消化疾病中心）表示，隆起的褪色调部分可能是低分化腺癌。赵（洛和会丸太町医院消化内科）表示，常规观察下，

没有发现弧状变形，没有出现 SM 深度浸润。隆起部分很有可能是过形成或 SSA/P 演变而来的。NBI 放大观察（**图 5b**）中，发现隆起部分的腺体结构虽然不规则，但仍有残留，血管结构也不规则。从这部分的组织结构和浸润深度来看为癌症，但腺体结构仍有残留，并未达到 SM 浸润的程度。周围可见扩张性腺管开口，为过形成或 SSA/P，其中还有不规则的血管，疑为癌。结晶紫染色后，发红隆起部分为Ⅵ型轻度不规则。综上所述，诊断结果是：发红隆起部位为 1mm 左右浸润深度的 SM 癌，周围是过形成或 SSA/P，两种病变并存。

病理解说由上杉（岩手医科大学医学系病理诊断学讲座分子诊断病理学领域）负责。发红隆起部位为中分化管状腺癌，黏膜下层癌灶呈散乱分布，可见 SM 1150μm 的浸润。周围由典型的 SSA/P 部分和过形成部分构成。还有免疫染色、遗传基因解析等详细报道。本例患者在手术前进行了详细的内镜检查，是 SSA/P 引起部分癌变的早期大肠癌中非常宝贵的一个病例。

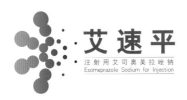

艾速平
注射用艾司奥美拉唑钠
Esomeprazole Sodium for Injection

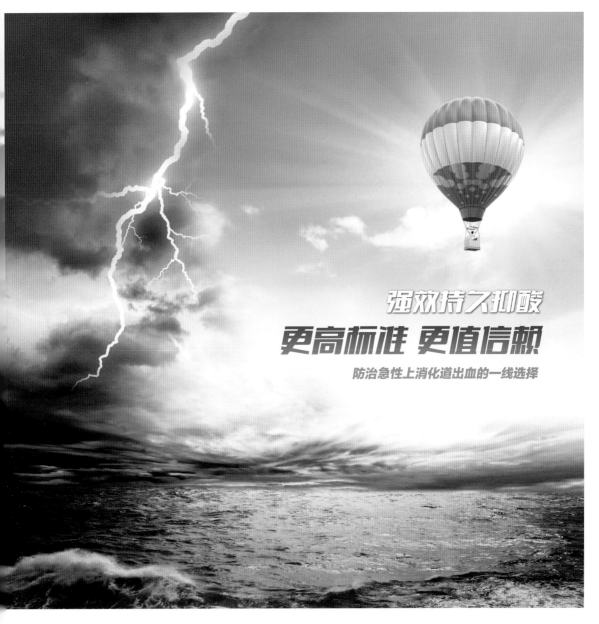

强效持久抑酸
更高标准 更值信赖
防治急性上消化道出血的一线选择

艾速平简要处方资料

【成　　分】 本品主要成分为艾司奥美拉唑钠。辅料为依地酸二钠、氢氧化钠。

【规　　格】 1.20mg（按$C_{17}H_{19}N_3O_3S$计）；2.40mg（按$C_{17}H_{19}N_3O_3S$计）。

【适 应 证】 1.作为当口服疗法不适用时胃食管反流病的替代疗法。

2.用于口服疗法不适用的急性胃或十二指肠溃疡出血的低危患者（胃镜下Forrest分级IIc-III）。

【用法用量】 1.对于不能口服用药的胃食管反流病患者，推荐每日1次静脉注射或静脉滴注本品20～40mg。反流性食管炎患者应使用40mg，每日1次；对于反流疾病的症状治疗应使用20mg，每日1次。本品通常应短期用药（不超过7天），一旦可能，就应转为口服治疗。

2.对于不能口服用药的Forrest分级IIc-III的急性胃或十二指肠溃疡出血患者，推荐静脉滴注本品40mg，每12小时1次，用约5天。

【包　　装】 中性硼硅玻璃管制注射剂瓶。1支/盒，10支/盒。

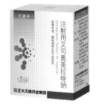

正大天晴药业集团
CHIATAI TIANQING PHARMACEUTICAL GROUP

@ HTTP://WWW.CTTQ.COM　健康咨询热线: 800 828 5598